ユマニチュードと看護

編集 本田美和子 / 伊東美緒

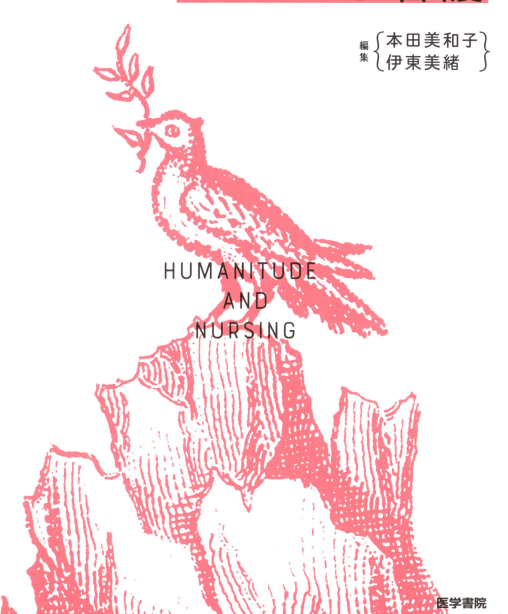

HUMANITUDE AND NURSING

医学書院

本田美和子（ほんだ・みわこ）

国立病院機構東京医療センター総合内科医長／日本ユマニチュード学会代表理事。航空会社発行の雑誌でフランスのユマニチュードを知り、2011年秋にフランスで研修を受ける。翌2012年、日本にイヴ・ジネスト氏を招き、医療者を対象にした研修会を開始。日本でのユマニチュードの実践、普及、教育、研究活動を行っている。

伊東美緒（いとう・みお）

群馬大学大学院保健学研究科老年看護学准教授。看護師・保健師。介護施設での調査や職員研修を通して「認知症」を見つめ、介護施設および在宅における「認知症ケア」を中心に研究。2012年冬、ジネスト氏・本田氏との出会いから、ユマニチュードを学びはじめる。ユマニチュード・インストラクター。

ユマニチュードと看護

発　行	2019年 2 月15日　第 1 版第 1 刷 ⓒ
	2021年10月15日　第 1 版第 2 刷
編　集	本田美和子・伊東美緒
発行者	株式会社　医学書院
	代表取締役　金原　俊
	〒113-8719　東京都文京区本郷 1-28-23
	電話　03-3817-5600（社内案内）
印刷・製本	アイワード

本書の複製権・翻訳権・上映権・譲渡権・貸与権・公衆送信権（送信可能化権を含む）は株式会社医学書院が保有します。

ISBN978-4-260-03878-2

本書を無断で複製する行為（複写，スキャン，デジタルデータ化など）は，「私的使用のための複製」など著作権法上の限られた例外を除き禁じられています．大学，病院，診療所，企業などにおいて，業務上使用する目的（診療，研究活動を含む）で上記の行為を行うことは，その使用範囲が内部的であっても，私的使用には該当せず，違法です．また私的使用に該当する場合であっても，代行業者等の第三者に依頼して上記の行為を行うことは違法となります．

JCOPY　〈出版者著作権管理機構　委託出版物〉

本書の無断複製は著作権法上での例外を除き禁じられています．複製される場合は，そのつど事前に，出版者著作権管理機構（電話 03-5244-5088，FAX 03-5244-5089，info@jcopy.or.jp）の許諾を得てください．

ユマニチュード 日本での歩みとこれから

　ユマニチュードは、フランスの体育学の2人の専門家、イヴ・ジネストとロゼット・マレスコッティが約40年前に病院職員の腰痛予防対策に関する相談を受け、医療・介護の現場に赴いたことから始まりました。2人は、ケアの現場での最も大きな問題は、人は本来「動く」ことによって生きる存在であるのに、専門職から「ベッド上でじっとしていること」「動かないでいること」を求められていることであると考えました。もちろんそれが医学的に必要な状況は存在します。しかし、その「じっとしている」状況が過剰に求められ、常態化してしまうことで、人が本来有する能力を奪い、回復を遅らせ、しかも専門職の仕事の負担を増やしてしまっていることが問題であると考えたのです。

　さらに、世界人権宣言で人は誰もが自由であり、平等で、友愛の精神で結ばれている存在であることが謳われているのに、医療や介護の施設ではその権利が侵されていること、たとえば身体抑制が日常的に行われており、誰もがそれを「仕方がないこと」と受け入れて

しまっていることへの強い危機感を抱きました。

　ケアを行うにあたって、「自由・平等・友愛」を価値あるものととらえ、これをユマニチュードの哲学と名づけました。

　そして、自分たちの哲学を現実のものとするための解決策が必要であると考え、専門職の仕事を仔細に観察して一緒にケアを行う中で、ケアを受ける人の能力を奪うことなく、「自由・平等・友愛」を実現する技術を開発しました。それがユマニチュードのケア技術です。

　ユマニチュードは、ケアを受ける人とケアを行う人がともに「自由・平等・友愛」の精神を分かち合うために、〈見る〉〈話す〉〈触れる〉〈立つ〉という4つの要素を同時に複数組み合わせて行うマルチモーダル・ケアコミュニケーション技術です。

　ケアを行う1人ひとりが、その哲学と技術を身につけて実践することはもちろん必要ですが、それだけでは十分ではありません。ケアの場において「自由・平等・友愛」を現実のものとしていくためには、同僚との関係、職場の文化、必要な機材の購入、管理部門の理解、提供する食事の内容や時間の設定、1日の過ごし方、施設から地域・家庭へのケアの継続性など、さまざまな要素を包括的に実施していくことが必要です。ユマニチュードが誕生したフランスでは、病院や介護施設を対象としたユマニチュード施設認証制度が始まりました。日本における病院評価機構のように、第三者機関による質の担保を行う制度で、現在15の施設が認証を獲得し、80の施設が認証の途上にあります。

　ユマニチュードは2012年に日本での導入が始まり、ケアの現場の専門家、管理者、研究者がそれぞれの立場からユマニチュードに取り組み、実践や研究を重ねています。この7年余りの取り組みを1冊にまとめた本書が、ユマニチュードに興味のあるみなさまの参考としていただけましたら、これ以上の喜びはありません。

2019年1月　本田美和子

目次

ユマニチュード　日本での歩みとこれから　　　　　　　　　　　　　III

序章　ユマニチュードを看護へ　　　　　　　　　　　　　　　　1

[座談会]
実は、ユマニチュードは急性期病院から始まった　　　　　　　　　3
井部俊子／イヴ・ジネスト／本田美和子

「ユマニチュード」が聖路加に来た日　　　　　　　　　　　　　　17
井部俊子

[インタビュー]
川嶋みどり氏、ユマニチュードを語る　　　　　　　　　　　　　　21

第1章　ユマニチュードとは何か　　　　　　　　　　　　　　29

[イヴ・ジネスト講演録]
「これがユマニチュードだ！」　　　　　　　　　　　　　　　　　31

ユマニチュードのケアメソッド　　　　　　　　　　　　　　　　　49
本田美和子／伊東美緒

最も困難なケースにこそ活用できる技術　　　　　　　　　　　　　59
伊東美緒

[Q&A]
「ユマニチュードは何が違うか」　　　　　　　　　　　　　　　　71
本田美和子／イヴ・ジネスト／伊東美緒

第2章 いかに活用するか　　　　　　　　　　　　　　　　　　　85

〔座談会〕
「環境づくりの極意」　　　　　　　　　　　　　　　　　　　　87
司会：本田美和子　導入施設管理者：宗形初枝／小川聡子／田中とも江／川崎つま子
スーパーバイズ：イヴ・ジネスト

〔座談会〕
「仲間の変革を支える極意」　　　　　　　　　　　　　　　　　103
司会：本田美和子　インストラクター：杉本智波／安藤夏子／森山由香／安武澄夫／大島寿美子

〔インストラクター実践録〕
- 人生にかかわってこそ本当のユマニチュード　　　　　　　　　121
　　森山由香
- 死を前にした彼が教えてくれたこと　　　　　　　　　　　　　123
　　──ターミナル期におけるユマニチュードの意義
　　安藤夏子

〔実践録アーカイブ〕
一歩踏み出した看護師たち
　　国立病院機構東京医療センター
　　認知症高齢者を"わからない人"のままにしない　　　　　　127
　　　林紗美／高光希世／森谷香子
　　国立国際医療研究センター病院
　　解決策は"人間らしい生活状態"に戻すこと　　　　　　　　130
　　　丸藤由紀／金沢小百合
　　東京都健康長寿医療センター
　　内服薬だけではない"ケアの効果"を実感　　　　　　　　　133
　　　木村陽子
　　郡山市医療介護病院
　　日本で初めて"病院全体"で取り組んで　　　　　　　　　　135
　　　宗形初枝

ユマニチュードを試行して生まれる違いの実感と「正のスパイラル」　139
　　伊東美緒

認知機能が低下している患者さんの「意思」を尊重する　　　　　145
　　伊東美緒

第3章　研究・エビデンス　157

研究で明らかにされるユマニチュードの有効性　159
本田美和子

[医学]
コミュニケーションは「処方可能な」治療の手段となる　161
本田美和子

[リハビリテーション医学]
「関係性障害の改善」と「立つこと」で回復する　169
山口晴保

[精神医学]
日本の「認知症精神科医療」とユマニチュード　175
上野秀樹

[情報学]
「達人の技」の細部を分析──ユマニチュードの"見える化"　181
竹林洋一

[イヴ・ジネストコラム]
InformationからCommunicationへ　190

[情報学]
「五感」をも定量化できる時代へ　191
中澤篤志

[心理学]
「魔法」の心理学的解明に向けて　195
吉川左紀子

あとがき　197

デザイン　大倉真一郎
写真　　　宇佐美雅浩
　　　　　安部俊太郎（p71〜84）
写真協力　郡山市医療介護病院
イラスト　萩原亜紀子

VII

本書は、以下の雑誌特集・特別記事等の中から「ユマニチュードと看護」をテーマに記事を厳選し、再構成したものです。

◆ 特集：チームで取り組む認知症ケアメソッド「ユマニチュード」その理念とケアの実際
　『看護管理』2013年11月号
◆ 特集：「これがユマニチュードだ！」開発者イヴ・ジネスト氏の講演録
　『精神看護』2014年11月号
◇ 特別記事：［座談会］ユマニチュードの哲学と技法
　『看護管理』2015年1月号
◇ 連載：看護のアジェンダ第124回「ユマニチュード」が聖路加に来た日
　『週刊医学界新聞』第3123号（2015年4月27日）
◆ 特集：ユマニチュードは何が違うかⅠ
　『訪問看護と介護』2015年4月号
◆ 特集：ユマニチュードは何が違うかⅡ
　『訪問看護と介護』2015年5月号
◇ Webマガジン：川嶋みどり氏、ユマニチュードを語る
　『看護師のためのwebマガジン かんかん』2015年9月18日update.
◆ 特集：コミュニケーションを処方する（ユマニチュードもオープンダイアローグも入ってます！）
　『総合診療』2017年5月号
◆ 特集：認知症を持つ患者の意思決定支援
　『看護管理』2017年6月号

本書に収載の新規座談会の開催日・場所は以下の通りです。
◆ 「環境づくりの極意」（導入施設管理者座談会）2018年9月16日＠医学書院
◆ 「仲間の変革を支える極意」（インストラクター座談会）2018年11月28日＠医学書院

序章

ユマニチュードを
看護へ

ユマニチュードは、
どのように看護界に受け止められたのか。

常に問題意識高く、あらゆることに
鋭い論鋒で切り込む井部俊子氏。
親しみやすい語りに情熱を込め、
日本の看護界を背負ってきた川嶋みどり氏。
両氏の、ユマニチュードに関連する記事を紹介する。

座談会 **実は、ユマニチュードは急性期病院から始まった**

井部看護管理研究所
代表取締役／
聖路加国際大学名誉教授
井部俊子氏＝司会

ジネスト・マレスコッティ研究所長／
ユマニチュード創始者
イヴ・ジネスト氏

国立病院機構東京医療センター総合内科・医長／
ジネスト・マレスコッティ研究所日本支部代表
本田美和子氏

知覚・感情・言語による包括的なコミュニケーションに基づいたケア技法「ユマニチュード」。現在、医療・介護界はもとより一般市民からも大きな注目を集める一方で、病院医療者からは「忙しい急性期病院で果たして適用可能なのだろうか」という声も聞かれる。本座談会では、井部俊子氏の問題提起にイヴ・ジネスト氏、本田美和子氏が応える（編集部）。

Preface：日仏クロストーク 看護師の自由と自律とは

イヴ はじめまして。私は「イヴ」と申します。

井部 はじめまして。私は「イベ」と申します（笑）。

イヴ 井部先生が『週刊医学界新聞』に書かれた記事「検閲とお姉さん」[*1]を本田先生に訳してもらいました。その内容に、私は大変共感しました。なぜならば、フランスの医療現場でも同じような闘いが続いてきたからです。私たちが医療者と協働を始めた35年ほど前、フランスの看護師には自律したケアや発言は許されていませんでした。フランスの古い文献には、医師が考えたことをただ行動に移す、つまり医師の手が看護師だという記述があるくらいです。

しかし、看護師が自由になることで初めて、患者も自由になれるのではないでしょうか。ですから、井部先生の記事を知って本当にうれしく思いました。この記事は日本の看護界で反響を呼んでいるそうですね。

井部 ありがとうございます。私はまるでジャンヌ・ダルクのようですね（笑）。ただ、記事が公開された後にさまざまな反響を耳にして、こ

*1 週刊医学界新聞第3081号の井部俊子氏による連載「看護のアジェンダ」第115回（2014年6月23日発行）では、「検閲とお姉さん」と題し、看護部という「公権力」の介入が、部下の自律心を奪う風潮、組織文化について論じた。その象徴的事象として、スタッフが執筆した外部に発表する原稿・論文への看護管理者による「事前検閲」を取り上げた。

の問題は根が深いと感じています。なぜなら、その状況を不自由だと思っていない看護師も多いことがわかったからです。看護管理者だけの問題ではなく、受け手側のとらえ方にも問題があるということです。

　ところで、フランスの看護師は日本の看護師のように不自由ではないのでしょうか。

イヴ　国立の病院で働いていたとしても、上司の許可なく自由にテレビに出たり、記事を執筆することができますし、そういう方を数多く知っています。

井部　35年前はそうではなかったというふうに私には聞こえますが、どのようにして変わったのでしょう。

イヴ　最初に、医療界の権力に対して、看護師たちが自立を求める闘いが始まったのです。そして看護師の役割に関する法律が変わりました。1989年と1993年に、看護師のミッション、任務を定義する法律ができたのです。医師が診断や処方を実施することと並列して、看護師独自の役割があることを法律で謳っています。そのために「看護師による診断」という考え方をつくりあげたのです。これによって看護師による診断が、ときには医師の診断を覆したり対立したりすることも認められるようになりました。これを機に、看護師にも自立した役割を果たすことへの自覚ができたようです。

　フランスの看護師が自立を獲得するまでのプロセスはこのようなものでしたが、看護師が確固たる役割と責任とを獲得するために必要な時間は、国や地域によって少しずつ異なるのではないかと思います。

看護師たちの"無念"

井部　興味深い話をありがとうございました。では、いよいよ本題に入っていきたいと思います。急性期病院では、どの病棟にも当たり前のように認知症患者が入院しています。認知機能の低下した患者に対してケアを提供する際に、拒否などで難渋する場面もあります。現在、私は、日本赤十字看護学会「臨床看護実践開発事業委員会」の委員長を務めています（本稿の雑誌掲載は2015年）。委員会では、臨床や介護、研究の現場にいる看護職がそれぞれの立場から、認知症高齢者の認知やよく取りがちな行動に潜む背景を考察し、それをふまえたうえでの基本的な看護を、「認知症高齢者へのワンセットケア」と呼ぶパッケージにして提案しようとしています。

　この第1弾として、「お風呂を嫌がる認知

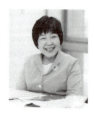

井部俊子氏（いべとしこ）

1969年、聖路加看護大学卒業。同年聖路加国際病院に入職。以後、日本赤十字看護大学講師、聖路加国際病院看護部長・副院長を経て、2003年、聖路加看護大学教授。2004年から聖路加看護大学学長（2014年聖路加国際大学と改称）。2016年同大学特任教授、2017年～名誉教授。看護学博士。主な著書に『マネジメントの探究』『実践家のリーダーシップ』（いずれもライフサポート社）、『ナースのための管理指標 MaIN2』（医学書院、共著）がある。現在、週刊医学界新聞（看護版）に「看護のアジェンダ」を連載中。

症高齢者には何が起こっているのか」[図1]をつくりました。今後、「家に帰りたい」と言う認知症高齢者、食事を食べたばかりなのに「いただいてません」と言う認知症高齢者などについても、同様に考えていく予定です。

このような活動と相前後して、ユマニチュードの存在を知りました。ユマニチュードはとてもシンプルな技法なのに、私たちが十分にできていなかったことを体系化しています。そして、ユマニチュードという象徴的な名前をつけて"メソッド"として確立したところに脱帽しました。

認知症によって呈される多様な事象をとらえ、適切なケアを提供するための基礎としてユマニチュードのメソッドが取り入れられるのではないかと感じました。「ワンセットケア」の基礎編にも、ユマニチュードを取り入れて提示していければと考えています。

イヴ ありがとうございます。光栄に感じています。本日出席している本田先生のおかげで、ユマニチュードが日本にも少しずつ広がってきています。日本の認知症ケアをよりよくするため、井部先生ともぜひ協働させていただきたいです。

井部 先日、ある県の看護管理者研修で講師を務めました。講義の終わりに、ユマニチュードを知っているかと私に聞いてきた看護部長らしき受講者がいました。私は「大変関心を持っている」と答えたうえで、あなたはどう思っているかと聞いたところ、その人は「恥ずかしいと思っている」と答えました。ユマニチュードで述べられていることは、自分たち看護師はもともと知っ

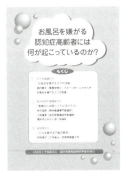

[図1] 日本赤十字看護学会臨床看護実践開発事業委員会作成の「ワンセットケア」第1弾の表紙

ていたことばかりだし、やらなければならないことだったのに、看護以外の領域から指摘されてしまったことが恥ずかしい、と言うのです。

看護師たちの気持ちを斟酌すれば、「恥」というよりも「無念」という言葉がより適切に感情を描出するのではないかと思っています。実践したくても、十分に実践できてこなかったという無念さがあるのでしょう。

本日は、ユマニチュードが日本の看護師の認知症高齢者への看護に対して感じてきた無念さを晴らすことができるのか、「過密な医療現場で、ユマニチュードは果たして適用可能なのだろうか」ということについて、お話を伺っていきたいと思います。

ユマニチュード考案の経緯とは

井部 イヴさんはもともと体育学の教師だったそうですが、どのような経緯で臨床現場と接点ができ、ユマニチュードを考案することになったのですか。

イヴ 私はロゼット・マレスコッティとともにユマニチュードを開発、推進してきましたが、もと

は2人とも体育学の教師でした。1979年にフランス文部省から病院職員教育担当者として派遣された際に、病院職員の腰痛対策と患者ケアへの支援を要請され、医療・介護の世界に足を踏み入れました。以来、35年間で3万人ほどの患者に接してきました。施設に入ると、「ケア提供が最も難しい」とどの職員からも思われている患者10人を受け持たせてもらって、その方たちへのケアを実践してきました。小児から高齢者までさまざまな患者と接しましたが、最も要請が多かったのが、ケアを拒否する認知症の方だったのです。

私たちは認知症の方への心地よいケアをさまざまな角度から理解しようと努めました。例えば同じ患者に対してでも、ケアがうまくいく看護師と、そうではない看護師とがいますね。私たちは、うまくいく看護師はおそらく他者が実施していない「何か」を行っているためだろうと推測し、そうしたケースを数千事例も観察しました。このような経験を通じて生まれたのが、知覚・感情・言語による包括的なコミュニケーションに基づいたケア技法「ユマニチュード」なのです。

井部 ということは、最初は看護師の行動を観察してメソッドをつくり上げていったのですね。

イヴ そうなのです。現在、ユマニチュードに対して、これまでの看護師のケアを否定するものだととらえてしまう方もいるようですが、これは誤解です。私とロゼットは長く看護師と協働してきて、看護師に深い敬意の念を抱いています。

井部 そうした開発の過程が、『ユマニチュード入門』[*1]にはあまり詳しく書かれていなかったので、最初は眉唾ものではないかと思いました(笑)。体系化や理論化の過程を公表してもらえると、皆がもっと受け入れやすいのではないかと思います。

イヴ その通りだと思います。現在、私たちの理念と哲学を記した翻訳書籍も日本で出版されています[*2]。

そして、現在、研究者との取り組みも進んでいます。例えば神経心理学領域において、脳の機能研究、認知症と脳や神経機能との関連性に関する研究が進むにつれて、それらの研究成果と照らし合わせて、ユマニチュー

---

*2 根底に流れる思想・哲学を解説した翻訳書にイヴ・ジネスト、ロゼット・マレスコッティ、ジェローム・ペリシエ著、本田美和子監修、辻谷真一郎訳『ユマニチュード 老いと介護の画期的な書』(トライアリスト東京) がある。

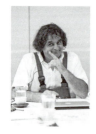

イヴ・ジネスト氏 (Yves Gineste)

フランス・トゥールーズ大学卒。体育学の教師であったジネスト氏は、ユマニチュードの共同創始者であるロゼット・マレスコッティ氏とともに1979年にフランス文部省から病院職員教育担当者として派遣され、病院職員の腰痛対策に取り組んだことを契機に、看護・介護の分野にかかわることとなった。以降、医療および看護の現場で小児から高齢者まで幅広い対象者へのケアを実践し、その経験からケア技法「ユマニチュード」を創出した。ジネスト氏の母国フランスでは現在、400を超える医療機関・介護施設でユマニチュードが導入され、国内に14の支部を持つ。また、ベルギー・スイス・ポルトガル・ドイツ・カナダに国際拠点を展開しており、6番目の国際拠点としてジネスト・マレスコッティ研究所日本支部 (代表・本田美和子氏) が活動を開始している。

ドだとなぜうまくいくのか、学術的な説明も可能になっています（第3章）。

ユマニチュードの理念と哲学

「良心を欠いた学問は魂の廃墟でしかない」

イヴ こうして、病院や介護施設などのケアの現場で専門職と協働しながら、患者にとって心地よいケア技法の開発と導入に取り組むうちに、ケアの礎となる理念や哲学が必要だと考えるようになりました。

16世紀に活躍したフランスの作家、フランソワ・ラブレーは『パンタグリュエル物語』の中で、「良心を欠いた学問は魂の廃墟でしかない」と言っていますが、私たちも、ユマニチュードの理念と哲学をもち、技法と一体化させることで、自分たちの倫理的な価値観を表現できるだろうと考えたのです。

ユマニチュードは、いくつかの人間性に関する哲学に由来しており、自由、平等、博愛、そして自立といった価値観から成り立っています。看護理論家のヴァージニア・ヘンダーソンや、カリスタ・ロイの思想の流れとも合致するものです。

人間性を剥奪されそうな人たちに対して、哲学的に使うケア技法

イヴ ユマニチュードという言葉は、フランス領マルティニーク島出身の詩人であり政治家であったエメ・セゼールが、1940年代に提唱した「ネグリチュード」という言葉に起源を持ちます。彼は、植民地主義を批判するとともに、植民地に住む黒人が自らの「ネグリチュード（黒人らしさ、黒人性）」を取り戻すための活動を行ったのです。

その後、1980年にスイス人作家のフレディ・クロプフェンシュタインが、"人間らしくある"状況を、「ネグリチュード」をふまえて「ユマニチュード」と命名しました。人間らしさ、人間性と表現すべきものです。

ただ、ユマニチュードは精神論ではありません。自分も他者も「人間という種に属する存在である」という特性を互いに認め合うための一連のケアの理念、哲学と実践的な技法とが一体化したケアメソッドです。

健常な人同士であれば、ユマニチュードを感じること、つまりお互いの人間性を感じ合うことが容易にできます。しかし、寝たきりの高齢者は、話さない、食べない、化粧もしていない、立たない。そうすると、社会性を喪失することはもちろんのこと、人として尊厳を保ちながら生きていくことが困難になります。

ユマニチュードでは、その人の周囲にいる人々がその人の置かれた状況を理解し、希薄になりかかった人同士の絆を積極的に結び直していこうと考えます。そのための具体的な技法として〈見る〉〈話す〉〈触れる〉〈立つ〉という〈4つの柱〉があります。ユマニチュードにおいて重要なことは、私たちの提唱する哲学、理念を理解したうえで、実際にそれを伝えるための技法を学び、包括的に実践していただくことです。そうすることで一貫した倫理的な行為につながっていくのです。

井部 わかりました。ユマニチュードは、人間性を剥奪されそうな人たちに対して、哲学的に使うケア技法ですね。

イヴ ユマニチュードは全ての人間を人間として扱い、社会性や尊厳を一度失った高齢者を人間の世界に再び迎え入れるものなのです。人間同士の絆から外れていたかもしれない急性期病院に入院中の高齢者も、ユマニチュードを基盤にしたケアを通じて、最後はユマニチュードに戻ってくることができる、つまり人間らしさを回復することができるのです。

> 〈3つのケアのレベル〉
> ❶ 健康の回復を目指す（例えば肺炎を治す）
> ❷ 現在ある機能を保つ（例えば、脳梗塞後の麻痺が進行しないようにする）
> ❸ 回復を目指すことも、現在ある機能の維持をすることもかなわないとき、できるかぎり穏やかで幸福な状態で最期を迎えられるように、死の瞬間までその人に寄り添う（例えば、末期がん患者の緩和ケアを行う）

誤ったレベルのケアは害になり得る

イヴ ケアする人とケアされる人の双方が満足のいく時間を過ごすことで初めて、ケアを通じた幸せな関係が成り立ちます。そして決してケアによって害を与えてはならないのです。

そのためにはケアされる側である患者の健康状態に適したケアのレベル（目的）を設定する必要があります。ユマニチュードで考える〈3つのケアのレベル〉を右上に示します。今行っている全てのケアを見直し、全ての患者の健康状態や残存能力を評価し、レベルに応じたケアを提供しているかを、ケアする人は常に自らに問う必要があります。誤ったレベルのケアは害になり得ます。私たちは研修先の病院を訪れるときには、まずベッド上で保清・清拭を行っている患者が何人いるか評価します。

井部 ベッド上で行う保清というと、おそらく「ベッドバス」（ベッド上全身清拭）ですね。

イヴ ストレッチャーシャワーの場合もありますし、ベッド上で清拭をしている場合もあります。その患者たちがどれぐらい立位を保持できるかを評価します。40秒保てるようなら、保清を立位で行うようケアの方法を変更します*3。

1日目は40秒、次の日は50秒、その次の

---

*3 保清・清拭は、看護師が患者とともに長時間過ごすことのできる貴重な機会である。ユマニチュードではその時間を有効に用いて、保清にとどまらず体の機能を使ってもらうことを提唱している（p51、62）。

本田美和子氏（ほんだみわこ）

1993年筑波大学医学専門学群卒業。内科医。国立東京第二病院にて初期研修後、亀田総合病院等を経て、米国トマス・ジェファソン大学内科、コーネル大学老年医学科でトレーニングを受ける。その後、国立国際医療研究センター・エイズ治療研究センターを経て、2011年より現職。航空会社発行の雑誌でフランスのユマニチュードを知り、2011年秋にフランスで研修を受ける。翌2012年、日本にイヴ・ジネスト氏を招き、医療者を対象にした研修会を開始。2014年からジネスト・マレスコッティ研究所日本支部代表を務める。

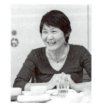

日は3分と立位保持の時間を延ばしていきます。このように、ひとたび私たちが病院に入ると、それまで行われていた保清・清拭の6〜8割は見直すことになります。これは、半数以上の人がレベルに応じたケアを受けていなかったということを意味するものです。

井部 日本では長く床上安静が重視されてきましたので、基礎看護技術では最初に「ベッドバス」を学習します。臨床では重症の人が多いので、ベッド上でできるだけエネルギーの消耗を抑えて、いかに効率よく全身を清潔にするかを学ぶのです。

イヴ しかし、生きているものは動くものなのです。病院の看護師は「動かないでください。もうすぐ終わります」と言ってケアを実施しますね。でも、私はもともと体育学の教師でしたから、「動く限りは体を動かしましょう」ということを、ケアの基本に据えてきました。

いくら質の高いケアでも、健康状態に合致しないレベルのケアを強制的に行うことによって、かえって健康を害することさえあるのです。例えば歩行介助でトイレまで行けるのにおむつを装着されてしまうことが典型的な例です。ユマニチュードでは強制ケアをゼロにすることを目指しています。フランスには2万3,000の病院がありますが、ユマニチュードの認定施設が4施設あります。これらの施設では強制的なケアは全く行いません。無理だと思われるかもしれませんが、ユマニチュードの技法を用いれば不可能ではないのです。

急性期病院でこそ、ユマニチュードを導入すべき

井部 ユマニチュードの理念や哲学について理解することができましたが、絆をつなぎ、愛情をかけるという行為は、ゆるやかで、非常にゆったりした概念だと私は思うのです。

一方、読者が勤務する急性期病院の時間の流れは、むしろギスギスして急いだものなのです。ユマニチュードと急性期病院のあいだには、時間の流れの質的な差異があるのではないかという疑問を私は払拭できないのです。

イヴ 実は、ユマニチュードは急性期病院での活動が基盤になって生まれたものです。病院や施設で活動を始めてから最初の20年間は、急性期病院からの依頼が8割を占めていましたので。

時間がなければないほど、プロフェッショナリズムが求められます。ですから急性期病院では、プロフェッショナルとして成果が出せるテクニックをしっかりと身につけて、それを使いこなしていくことが重要になります。その1つの可能性がユマニチュードの導入にあります。

ユマニチュードを導入することで、午前中の看護師の業務時間が35分短縮できるという研究結果も出ています。プロフェッショナルとしてこの技法を身につけることで、かえって時間の節約になるのです。ですから、ユマニチュードは、医療過密度が高い急性期病院でこそ導入すべきものだと考えています。

本田 私と一緒にユマニチュードを最初に学

んだ仲間は、皆、急性期病院の看護師でした。2年以上取り組んできた彼女たちが口をそろえて言うのは、認知症の方に会うときの恐怖心がなくなった、ということです。どんなに困った状況でも、「ユマニチュードがあれば、大丈夫」と思えるようになったと言うのです。

　認知症の方のセンサーはとても鋭敏です。その鋭敏なセンサーにうまくフィットするようなアプローチが、再現性を持って学べて、この技術を身につけた人のケアは広く受け入れられることを、私たちは急性期病院での実践を通じて経験しました。この経験は、老年医学を専門とする私個人にとっても大きな自信になりました。

井部　本田先生のおっしゃることは経験的によく理解できます。私も大学院の頃に通っていたアルバイト先の病院で似たような体験をしました。そこには、重度のアルツハイマーの女性が入院していました。私がきちんと彼女に正対して「今日はどうですか」と問いかけるのと、気持ちが入らない状態で問いかけるのとでは反応が全く違いました。認知症の方は勘が鋭いと思いました。本能的な分、こちら側の心のありようを見透かす能力があると思ったのです。

イヴ　私たちは、特にケアが困難な患者には、〈ケアの準備〉（右イラスト）の実施を推奨しています。この〈ケアの準備〉は9割の患者にはわずか40秒で終わります。しかし、この40秒を付け加えることによって、困難事例の7割においてケアの拒否がなくなります。例えば、抵抗が強く3人がかりで保清をしていた患者

〈ケアの準備〉
（ケアについて合意を得るプロセス）

・20秒～3分以内に終わらせる
・3分以内に合意を得られなければケアをいったんあきらめて、出直す

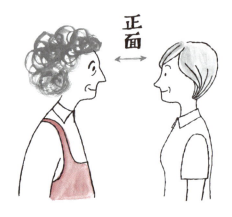

正面から近づき、相手の視線をとらえる
（アイコンタクト）

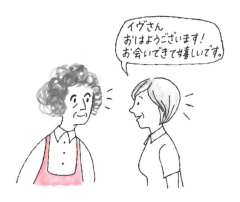

・目が合ったら2秒以内に話しかける
・最初からケアの話はしないことが肝心
・ユマニチュードの〈見る〉〈触れる〉〈話す〉の技術を使う

に、〈ケアの準備〉からかかわりを開始することで、1人でケアが実施できるようになります。

本田 このアプローチは40秒で終わるべきかかわりともいえます。研修を見ていますと、日本の看護師はこれまでコミュニケーションができなかった認知症の方と目が合ったり、言葉を交わせることがうれしくて、〈ケアの準備〉を長く続けてしまう傾向があります。すると、最初はケアに対して「OK」だった人の気持ちが変わってしまって、「NO」になることが少なくありません。

このアプローチは、あくまでケアの準備ですから、これから提供しようとするケアに対して不同意でないことさえ確認ができれば（p147）、次のプロセスに進んでよいのです。患者との絆を結ぶことばかりに注目してしまうと、最終目標はケアの実施にあることを見失いそうになりますが、研修で実際に体験して、「あ、これだ！」という瞬間を体験できると、40秒以内で終わる効果的なコミュニケーションができるようになっていきます。そして、3分がんばっても同意が得られないときには、一度撤退することも、強制的なケアを行わないという観点からとても重要なポイントです。

井部 ユマニチュードには〈出会いの準備〉（右イラスト）という技法もありますね（〈5つのステップ〉はp66）。「トントントン（3回ノック）、3秒待ってトントントン、3秒待ってトン（1回ノック）」というスタイルは、お作法のようにも感じます。

本田 ジネスト先生は、「ユマニチュー道」とおっしゃっています（笑）。その行動の意味す

〈出会いの準備〉
（ケアの予告をするプロセス）

・自分の来訪を扉をノックすることで相手に知らせる
・大部屋の場合は、「ノックをしないで声をかける」「壁をノックする」「足下のボードをノックする」などの方法をとる

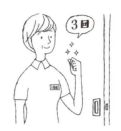

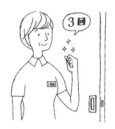
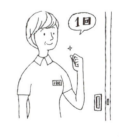

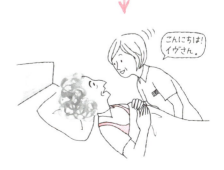

ることが最初は十分に理解できていなくても、まずは動きの「型」から入ることで、徐々にその意味がわかってくる。つまり茶道や剣道などの「道」と同じアプローチだ、とよくお話しになります。

「困ったときには、こうする」具体的な思考と行動のパッケージ

井部　本田先生のおられる東京医療センターでは、総合内科の患者が入院している病棟でユマニチュードを実践しているということですが、重症患者が多い、緊急の入院が多いといった、看護師が非常にせわしなく動いている現場でこの技法を本当に取り入れられるのか、まだはっきりとしたイメージが湧かないのですが。

本田　日本での5回目の研修には当院の救命救急センターの看護師が3人参加してくれました。当院の救命救急センターに搬送される患者たちは非常に重症です。しかも高齢者も多く、必要なケアや検査を受け入れてもらえず身体抑制をして実施せざるを得ない状況に、つらい気持ちを抱えていたそうです。そこで、「ユマニチュードを救命救急センターでも使ってみたい」と参加してくれました。

習ったことをすぐに搬送されてきた患者に実践したところ大変有効だったそうで、2週目には、その様子を見た同僚たちが関心をもって、次々に傍聴しに来てくれるという状況が生まれました。3次救急でも有効という結果は、急性期病院での推進に向けた自信につながりました。

井部　研修はどのくらいの期間、行うのですか。

本田　月曜から金曜まで1日8時間の研修を5日間行います。月・火曜日が座学とインストラクターと参加者相互で行う実技の練習、水・木曜日は保清、ベッドや車椅子への移乗介助なども含めた病棟実習とその振り返り、金曜日がまとめという流れで行っています。

講演では「こんなケアの方法がありますよ」と伝えることはできるのですが、その内容を1度聞いただけで実践するのは難しいです。

研修ではまず最初に、自分がこれまで学んできたこと、現在の職場で直面している困難などについて言語化することを参加者は求められます。そして、たくさんの動画を見ながら成功事例、失敗事例を疑似的に学び、基本的な動きを参加者相互で学んだ後に、インストラクターとともにベッドサイドで実習を行って、具体的な技法を身につけていきます。

個々の看護技術は、どの看護師もすでに完璧に身につけています。でも、実際に患者からケアを拒否されるといった、"困った状況の最前線"に立たされたときに、個々の看護技術を具体的にどう組み合わせて行動すればよいのかを学ぶ余地が、まだ残されているのではないかと思うのです。

つまり、「見ながら、話しながら、手を動かしなさい」「やさしく触れなさい」などと、言語的、概念的には学習したものの、個別の状況にあふれた臨床現場で、それらをどのように使えばよいかという、手段としての学びの機会

は十分でなかったのかもしれません。

　そのような中で、「困ったときには、このように考えて、こうやってみてはどうですか」と、具体的な思考と行動のパッケージとして明示したのが、ユマニチュードなのだろうと思います。これまでの認知症ケアや老年看護の教育でもこのような取り組みはなされていたと思いますが、「ケアをする人とは何者なんだろうか」という問いから始まり、誰でも学べて再現性のある技術として体系化されている点がユマニチュードの際立った特徴であり、新しい点であると思います。

井部　なるほど、そうですね。例えば、患者の体位を整えようとしているときに、ナースコールが鳴る。そしたら、また髪を振り乱して、別の患者のところへ行くわけです。そういう積み重ねが、看護師の無念という感情につながっていくのです。

本田　他の患者からのナースコールでベッドサイドから離れるときに、今の患者に「また来るね」と言って、その方に触れてから離れるだけで、患者も医療者もそこに残る気持ちが全く異なり、また戻ったときの関係性の途絶を避けることができることを目のあたりにしています。

組織としての導入が前提条件

井部　では、ユマニチュードを急性期病院で導入しようとするときに、看護師が独自に学習すればよいのか、あるいは病院としてシステムをつくることが必要になるのでしょうか。

イヴ　ユマニチュードを病院全体で機能させるためには、個人レベル、チームレベル、そして組織レベルの3段階から考える必要があります。

　まず、研修で身につけた技法を現場で実践するときには、個々の看護師の人柄や能力によって、実践レベルに差が出てくると思います。例えば、絆のつくり方は、本人の能力や努力次第というところもあります。

　次に、ユマニチュードはチーム全体での導入が必要になります。例えば「強制ケアはやめましょう」「睡眠を妨げないようにしましょう」と言っても、チーム全体で取り組まなければ、せっかくの取り組みが中途半端になり、困難な患者はいつまでも困難なままになってしまいます。

　最後に、組織レベルの問題です。例えば、ある病院の1病棟の看護師だけが「ぜひ導入したい」と考えても、看護部長や病院長、経営者が、ユマニチュードの導入に積極的に賛成しなければ、取り組み全体に齟齬が生じてしまいます。

本田　最近、講演で「正面から近づいて、視線をとらえる」という話をしたところ、「同僚から『距離が近すぎる』と言われたらどうすればいいでしょうか」という質問がありました。自分はいいと思ってユマニチュードの技法を実践しても、周囲のスタッフから「変だ」「なぜそんな見方をするの？」と毎日言われたら、継続は不可能になると思います。

　「近い」と感じる距離は、その人の認知の機能に応じて大きく変わります。患者から「近

い」と言われたなら、それは近すぎます。しかし、患者は何ともおっしゃらないのに、周りの人が「近い」「変だ」と言うような環境では、ユマニチュードを有効に機能させることは難しいと思います。これまで東京医療センターで5回研修を実施した経験から、少なくとも病棟単位での導入でないと、実践することは難しいかなと感じています。

ユマニチュードは、ケアをする人をも支える

イヴ ユマニチュードは、「ケアが必要な人を支える」ことを基盤にしてきましたが、同時に「ケアをする人を支える」方法も探求してきたのです。これまでうまくいかなかった方法があれば見直し、新しい技法を取り入れることで、ケアする人たちの負担が減り、やりがいや満足感が得られることも重要な特徴です。

先ほどお話ししたフランスの「ユマニチュード認定施設」である4施設で、看護師の燃え尽き症候群を調査したところ、ほぼゼロでした。つまり、看護師の仕事をしながら幸せになれるということです。

井部 急性期の病院は含まれていますか。

イヴ 1つは、パリ郊外の急性期病院です。本田先生にも来ていただきました。そこでは経管栄養や身体拘束は全く行っていません。そして、4年間の実践の効果を調査した結果、抗不安薬や睡眠薬の使用量が88％減少していました。看護師がユマニチュードを実践することによって、患者の不安が軽減したためです。現在、フランスで50施設がこの「ユマニチュード認定施設」取得を目指しています。

井部 認定を取るための条件があるのですか。

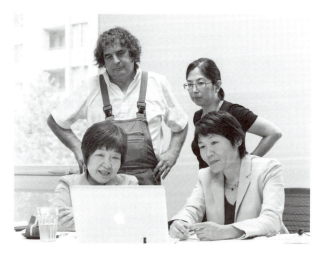

本座談会の途中、日本の看護師による急性期病院でのユマニチュード実践の成果を撮影した動画を視聴（後列右側は通訳の高野勢子氏）。

イヴ ユマニチュードを実践する50の病院や介護施設に所属する、看護師や医師の管理者層、経営者などが、認定を行うための組織をつくっています。認定を受けるには300の基準をクリアしなければいけないという厳しい要件です。私ではなく、この組織のメンバーが基準を決めました。今のところ、50施設中、認定を取得できた施設が4つという状況です（2019年1月現在、認証取得施設数は18）。

本田 2014年7月、日本の看護師と一緒に南フランスの病院と介護施設を訪問する機会を得て、日本の看護師たちにもその施設でのケアに参加してもらいました。フランス語は誰も話せなかったのですが、彼女たちは患者と「目と手」で語り、日本語でもやさしく話しかけました。言語としての情報というよりは、声がつくり出す調べが、かけるまなざしや相手に触れることと同じように、非言語的なメッセージとして伝わっていることがよくわかりました。ユマニチュードの実践が普遍的に人のケアに役立つことを実感できたことが、この訪問の大きな収穫でした。

井部 日本に普及するにあたって、フランスの「ユマニチュード認定施設」の要件をクリアしているのはここだ、という病院が1つでもできると普及は早いのではないかと思いますね。日本の医療機関は認定取得を好みますから。

イヴ 日本におけるユマニチュードの認定施設とその基準は、日本に合った形でなければいけないと思っています。日本の施設のいいところも欠点もわかっている日本の方が推進していくものだろうと思っています。

井部 本田先生が代表を務める日本支部で、日本式の基準をつくればいいですね。

本田 はい。がんばります（笑）。

看護基礎教育への導入の可能性

本田 それから現在、看護基礎教育に携わるとても多くの先生方から研修開催のご要望をいただいています。当初は想像していなかったことですが、うれしいご期待と感じております。すでに素晴らしい技術教育が存在している日本の看護教育の中に、先ほど申し上げたような「困ったときは、こうしましょう」という具体的な思考と行動のパッケージとして、ユマニチュードをお伝えできたらよいのではないか、と考え始めています。具体的な教育方法については、ぜひ井部先生にご相談したいところなのです。

井部 いま日本にある看護基礎教育の教材、特に基礎看護技術の教材は、ベッド上安静が前提でつくられているものが多いと思います。しかし、近年では人工呼吸器を装着した患者の早期離床も推奨されるようになるほどで、ベッドレスト（安静）の概念は変化しています。

本田 そうですね。私が米国の大学病院で内科医として働いていたとき、新規入院患者に対する最初の指示には、"out of bed"という項目が必ず含まれていました。1日に何時から何時までとか、1日に何回とか、離床するように指示を出すわけです。私は米国に行くまでそういう概念があることを知りませんでした。

井部　現場の状況は刻一刻と変化していますから、基礎教育全体の発想を変えないといけないと思います。

本田　今後、臨床や教育で信頼して活用していただけるように、臨床研究に基づいたアウトカムも出していきたいと考えています。本年度（掲載時の2015年）、厚生労働省の指定研究（厚生労働科研）で、在宅の介護者にユマニチュードを教育して、そのアウトカム評価を行うという研究を実施しています。日本で実証研究を重ねて、アウトカムにつなげていきたいと思っています。

井部　ぜひ、データで効果を提示するとよいと思います。

本田　はい、がんばります（笑）。

自由な発想が新たなケアを創造する

イヴ　ユマニチュードは絆を結ぶことを大切にするので、もしかすると日本の方は、「人間関係をつくるのが苦手」「患者との関係をつくるのは苦手」といわれるかもしれませんが、実際には日本で最もうまくいくのではないかと考えています。私は、いろいろな国を訪ねていますが、日本の看護師は皆、完璧主義者で、やさしい心で仕事をすることに感心しています。すでに導入した日本の施設で、すぐにユマニチュードの成果が出ている理由は、こうした看護師の姿勢がベースにあるからだと感じています。

　例えば、日本で行った研修で、患者と絆を結ぶために30分も「炭坑節」を歌い続けた看護師がいました。その結果、拒否されていたケアを実施することができたのですが、フランス人であれば30分も我慢できずに、「休憩の時間だわ。コーヒーを飲んでくるわね」とベッドサイドを離れてしまうでしょう（笑）。

井部　日本の看護師は、従順で勤勉ですから、欠点と言えば、真面目すぎるところです（笑）。

イヴ　私も、井部先生と同じことを考えました。言われたことを一直線に行うのが日本の看護師の特性です。でも、「炭坑節」という患者との絆を築く鍵は、患者との対話という自立した活動の中で、看護師が自ら見つけ出したものです。「検閲とお姉さん」の話に戻りますが、日本の看護師たちに「もっと自由に考えて行動しても大丈夫ですよ」と伝えて、それが実践されていけば、ケアをよりよいものにするためのさらに多くのアイデアが、現場の看護師から生まれてくるでしょう。

『看護管理』2015年1月号掲載
通訳：高野勢子

文献
*1　本田美和子, イヴ・ジネスト, ロゼット・マレスコッティ：ユマニチュード入門, 医学書院, 2014.

「ユマニチュード」が聖路加に来た日

井部俊子
井部看護管理研究所代表取締役／聖路加国際大学名誉教授

病棟で起こった「大変なこと」

　2015年2月、最後の木曜日は雨であった。イヴ・ジネストさん（ユマニチュード創始者、ジネスト・マレスコッティ研究所長）はトレードマークの赤いつりズボンではなく、白のワイシャツと黒色の革製つりズボンでやって来た。寒い地方での講演会のために新調したという。2か月ぶりの再会であったが、両手を大きく広げて包み込むあいさつはフランス流であった。雑誌『看護管理』の座談会（p3）でお会いしたときの、「今度は聖路加に行きます」という約束を果たしてくださった瞬間であった。

　当日は、午後から病棟訪問と2時間の講演会を予定していた。私は学外の会合に出席するためしばらく不在にするが、夕方の講演会で再会することを告げた。数時間後、私が大学に戻ると、講演会の会場入口で受付をしていたナースが私を見つけるなり、「大変なことになっています」と興奮して駆け寄ってきた。ジネストさんと盛真知子さん（国立病院機構東京医療センター／ユマニチュードインストラクター）のかかわりで、大変なことが起こり、それを見ていたある医師は「これは医療の革命だ」と驚いたというのである。

ベッドから起き上がり、「友達」とダンスを

　その「大変なこと」を以下に再録しようと思う。

　ジネストさんたちの病棟訪問は内科病棟から始まった。「93歳のキクエさん（仮名）は、誤嚥性肺炎という診断です。厚揚げを詰まらせ呼吸停止となり、蘇生された後、介護施設から搬送されてきました」と、病棟のナースは紹介した。ナースステーションの椅子に腰掛け、（通訳を介して）ジネストさんは10分ほど「情報

収集」をした。「何に困っていますか」とナースに尋ねる。「点滴の自己抜去で、再挿入すると拒否される」とナースは答えた。付き添っていた娘にあいさつし、患者訪問の了解を得た。彼女はジネストさんと英語で会話し、打ち解けた。

　一行はキクエさんの病室へ移動した。十数人のギャラリーはこれから起こることに興味津々で、ぞろぞろと従った。まずナースの盛さんがキクエさんにアプローチする。盛さんは、病室入口でノックを3回した。3秒置いてもう一度ノックを3回して、部屋に入った（これはユマニチュードの作法である。p11参照）。

「キクエさん、こんにちは。私はモリと言います。○○（地名）からキクエさんに会いに来ました。顔色がよいですね。私の友達がフランスから来ているので紹介していいですか」

　盛さんのこのあいさつの仕方にも特徴があった。入口で距離を置いて立ったまま、（通常のやり方で）あいさつしたのではなかった。盛さんは、背もたれに寄りかかってベッド上に起きているキクエさんに真正面から近づき、顔がほとんどくっつきそうな距離から、大きな声でゆっくりと話しかけた。後ろからみると、それはまるでキクエさんを抱きかかえているようだった。

　盛さんは、キクエさんが耳が遠いことを知り、紙コップを用いて、左側から声を掛けるとよいと判断した。点滴の自己抜去を防ぐためにしていたミトンを外しながら、パジャマの花柄がすてきだと言った。

　そしてジネストさんが近づいた。「こんにちは。はじめまして。キクエさんのもう1人の友だち、フランスのイヴです。お会いできてとてもうれしいです」と通訳を介してキクエさんに伝えた。

　キクエさんは顔の近くで話しかけられたことに反応し、ジネストさんに触れようと手を伸ばした。

「足を動かしてください。左、右」

「布団を蹴ってください」

「ベッドに腰掛けてみましょう」

「車椅子に座ってください」

　廊下に出てきたキクエさんは生き生きした表情に変わっていた。

「では立ってみましょう。私とダンスしませんか」

　キクエさんは、ジネストさんと盛さんに両腕を支えられて、最初は引きずられるように、次第にスタスタと歩いた。ギャラリーから大歓声と拍手が沸き起こっ

た。

　一部始終をみていた娘は、母親が「こんなに歩けること」や、「こんなにおしゃべりすること」に感激していた。ジネストさんは、「ベッドに寝かせておくのは最小限にするとよい」「天井を見ていてもハエさえ飛ばないので刺激がない」などという"指導"をしていた。医療スタッフには、立位にするときの両腕の保持の仕方、車椅子はフットサポートを用いずに両足を浮かせるとよいことなどを助言した。

　この間およそ60分、ジネストさんたちは多くの余韻を残して次の病棟に移動した。ベッド上安静が大切という考え方や、高齢者の不活発はどうしようもないという通説が覆されたと誰もが思った。

『週刊医学界新聞』第3123号（2015年4月27日発行）掲載

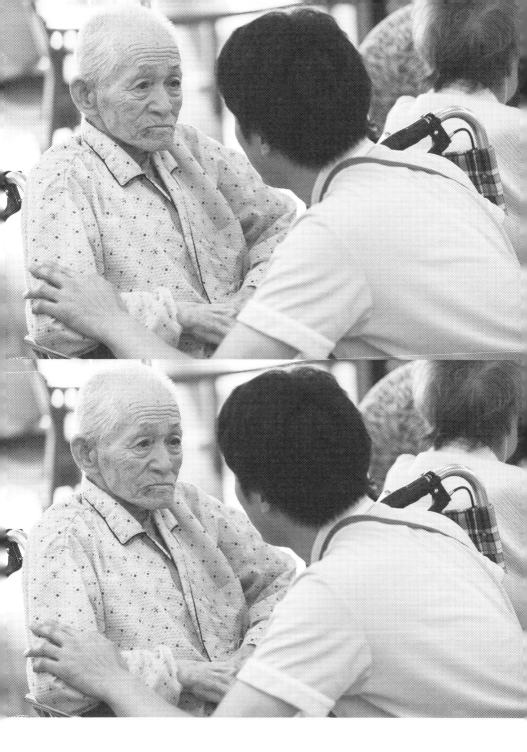

インタビュー
川嶋みどり氏、ユマニチュードを語る

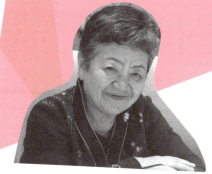

1931年、朝鮮京城（現ソウル）生まれ。1951年日本赤十字女子専門学校（現日本赤十字看護大学）卒業後、日本赤十字社中央病院小児病棟、健和会柳原病院などに勤務後、2003年に日本赤十字看護大学教授。現在、健和会臨床看護学研究所所長、日本赤十字看護大学名誉教授。1965年に東京看護学セミナーを結成し、以来、臨床看護の科学化・言語化を追究している。1995年に第4回若月賞受賞、2007年に第41回フローレンス・ナイチンゲール記章受章。
主な著書に、『ともに考える看護論』医学書院（1973年）、『看護の自立：現代医療と看護婦』勁草書房（1977年）、『実践的看護マニュアル共通技術編』編著・看護の科学社（1984年）、『歩きつづけて看護』医学書院（2000年）、『看護技術の基礎理論』ライフサポート社（2010年）、『チーム医療と看護：専門性と主体性への問い』看護の科学社（2011年）、『看護の力』岩波新書（2012年）など多数。

川嶋みどり先生といえば、第41回フローレンス・ナイチンゲール記章受章、さらには50冊は優に超える著編書と、その経歴は華々しい。
まさに戦後日本の看護界を背負ってきた最大の功労者のお一人である。
傘寿を超えた現在でも看護に対する情熱は全く衰えず、親しみやすい語りの一方で、看護への無理解や理不尽な政策に対しては、ときに鋭い舌鋒で批判を繰り出す。
その川嶋先生が、日本に紹介され話題になっている認知症へのケア技法「ユマニチュード」に関心を持たれているという噂を耳にした。あの川嶋先生がどんな感想を？
猛暑も鎮まり秋の気配が漂いはじめた9月の午後、新宿のホテルでお目に掛かった。
ユマニチュードについてお尋ねすると、すぐに熱のこもった口調で語ってくださった（編集部）。

率直に言ったら、私はユマニチュードをすごい偏見を持って受け取っていたの。

　ユマニチュードが導入されたときに、いろんな人が「先生、あれって日本でずっとやってることですよね」って言ってきました。実際に私もテレビで放映されたのを見て、ちょっと肌が合わないなぁって。つまり向こうはハグの文化、キスの文化でしょ。技法としては良いと思ったんだけど、そこに少し抵抗があったんですよ。
　『ユマニチュード入門』の本もどんどん売れちゃったでしょ。つまり普及したわけですよね。そのとき私が思ったのは、現場の人たちがこれに飛びついてマニュアル化されたら危ないなぁってことです。たとえばマウスケアも行き届かないで口の周りがベタベタ汚れてるお年寄りに対して、マニュアル的に「抱き合い

なさい」とか「見つめ合いなさい」って言われてもね……。ますます介護から遠ざかる人がいるんじゃないかと、そういう偏見を持ったんです。

——その「偏見」は解消されたのですか？

　大阪で開催された「エビデンスに基づく統合医療研究会」のシンポジウムで、一緒に登壇した本田美和子先生にお会いしたんですね。そのときユマニチュードの創始者イヴ・ジネストさんが同行されていて、初対面の握手をしました。本田先生は、認知症高齢者の方への入浴の情景を動画で紹介したり、ユマニチュードによる患者さんの前後の変化を説得的に話してくだって。そして、「今度東京でやりますから、よかったら一度いらっしゃいませんか？」って誘われたんです。すぐに「じゃ、行きます！」と。

　「触れる」ことの研究で有名な桜美林大学の山口創先生も一緒に行かれるということで、同行させていただきました。そこで朝の9時半から夕方の5時まで。

——え、一日中ですね！

　そう、一日中です（笑）。最初に施設側からイヴさんに対して、これからケアを行う入所者の方数名の簡単な紹介がありました。イヴさんはスタッフが何に困っているかを聞いたうえで、それぞれの方のところへ向かったわけです。

　その日はユマニチュードの研修を終了した東京医療センターの2人の看護師も来ていました。

　つまり、情報をほとんど持ち合わせない初対面の利用者の方にアプローチをするわけです。だから、いったいどんな展開になるのかなと興味津々でした。

> 部屋に向かう途中でイヴさんがみんなに話してくれたのは、
> 「とにかく黙って入っちゃいけない」ということ。

　まずはノックして、そこから始めなさいと。

　イヴさんに先立って1人の看護師がまずノックをして、本人の了解を得たうえでそばに近づき、静かに頭をなでながら、耳元でずーっとお話をしていました。しばらくして「友達を連れてきていいですか？」と聞き、イヴさんに手を挙げて合図をします。イヴさんは「必ず了承をとって、拒否されたら絶対強行しては

いけない」って言っていましたからね。

　最初の方（女性）は、車椅子上で訳のわからない叫び声を上げている方でした。看護師のささやきで少し静かになったところで、合図を受けたイヴさんは、車椅子を明るい光のさす窓側に向かって移動させました。姿勢を正してから車椅子から下ろして、明るいほうを向いて立ってもらいました。「とにかく立たせること」と言いながらね。

　でも久しぶりの立位だったから、すぐに車椅子に腰掛けさせて、窓越しに風景が見える位置に車椅子を置きました。

　それで私たちは次の方のところに向かってみんなで移動したんですが、後ろから声がするんですよ。振り向くとその方だったんです。でも、さっきのような意味不明の叫び声ではなくて、「おとうさーん」って。たぶんご主人のことかしらね。きちんと意味ある言葉に変わっていて、私は「へーっ」って驚きました。

―― 目を見て、話して、立ってもらっただけで。

　次にお会いしたのは、ベッド上臥位で、視線が合わず上肢が拘縮している方でした。おそらくどこの施設でもよく見受けるような。イヴさんは私の腕を引っ張り、「やんなさい」って。その方と〈アイコンタクト〉をとりましょうって。

　実はその前に、みんながごはんを食べてるところをイヴさんと一緒に見ながら廊下を歩いてきたんですが、彼は「全然アイコンタクトないね」って言うのね。そうなのよ。まるでシャベルで砂を運ぶように機械的にスプーンを口に運んでいる。相手の目がうつろでも知らん顔で。

　そんなことがあったので、私はその方の顔のそばに近づいて、もう懸命に目を見て。ぼーっと遠くのほうばかり見ていた人だから、〈アイコンタクト〉をとるまでに1分間以上かかりました。でもね、〈アイコンタクト〉がとれた途端、パッと表情が変わったんですよ。これにもびっくりしました。アイコンタクトって普通は数秒でできるし、それ以上はやらないと思う。それがあのときは1分やりました。職場ではこの1分ができないんでしょうね。

―― 1分ってかなり長いですよね。

　そう、やってる側からするとすごく長い。イヴさんは「相手の瞳のなかに自分の顔を入れなさい」って言うんですよ。だから私はずーっとその方の顔を覗き込

んでね。視線と合ってほしいと思いながら名前を呼び、見つめ続けたんです。それでやっと1分後に目が合ったというわけです。

そうしたらイヴさんが——その方は手がすごく拘縮してたんですが——その拘縮を伸ばしはじめたのね。そしたらちゃんと伸びた！

でも、1人うまくいかなかったケースがあったんですよ。拒否されたの。認知症がそれほど進んでいなかったのかもしれない。何回もやさしく説得したけどダメだった。

拒否されたら次回いつ来るか約束しなさいって言われていたので、「今はもう帰りますけど、いつ来ましょうか？　10分後ですか、15分後ですか？」と聞いたら、「時間なんか言えないわよっ！」って怒られた。「じゃ、もうすぐお昼だから、お昼が済んだころに来ますね」って。お昼が済んだころに行ってみたけれど、やっぱり「いやよ」って。背中拭こうとしても、ぴしゃっと拒否する。

でも私は逆に、こういうのがあるってことでホッとしたんですよ。全部うまくいったら、それはおかしいと思う。新しい療法って何でも、うまくいくとこしか言わないのよ。うまくいかなかったら、その要因を探すほうが面白いでしょ？

——**拒否にあったら無理強いするなって、イヴさんはいつも言いますね。**

イヴさんの言ったなかでいちばん印象的だったのは、「ケアは暴力だ」という言葉。最初は「えっ!?」と思いましたけどね。だけど考えてみたら、ナースも介護職も本人の思いを全然無視して「さあ、身体拭きましょう」「さあ、頭洗いましょう」「ごはんですよ」と言ってますよね。少なくとも「〇〇を食べますか？」とは聞かない。

だからちゃんとノックをして、相手の心を開いてから、「〇〇をしてもいいですか？」って聞いてから行うべきだって彼は言ってったのね。それは今までの私たちの看護には全く抜けていたことだと思う。「私がやることは良いことなんだから、やりましょう」という感じでしょ？

イヴさんは体育学の出身で、看護師じゃないんです。そういう人があんなに看護の本質に近いことやっているのを見て、ちょっとショックだった。一方イヴさんにとってもカルチャーショックはあったんですよ。

「自分は体育の教師だから『動け、動け』って言ってたのに、アメリカでもフランスでも病院のナースたちはみんな『動かないで、動かないで』って患者さん

に言う」と。それがいちばんのショックだったっていう話も面白かったですね。

> それでね、この研修の後みんなが明日からすぐにユマニチュードをやるんだろうなって私は思っていたんですよ。

でもみんな半信半疑っていうか、「そんなこと言われたって、やれっこない」っていう感じだったの。

——川嶋先生の反応がいちばんよかったんじゃないですか。

そうかもね（笑）。だから私、みんなの前で意見を求められたときにこう言ったんです。「いま職場はすごく忙しいし、本当に人が足りないし、次から次へといろんなことやらないといけないから大変だと思います。私が〈アイコンタクト〉をとるのも1分間かかった。でもその1分間でずいぶん変わった。その1分間でいいから、その人に集中することから始めませんか」と。

とにかくケアっていうのは、目の前の人に対して「時間をいかに提供するか」ということだなって思ったの。「時間をあげること」だって。みんな「忙しい忙しい」って言ってるけど、じゃあ1日15分とか10分とかいう時間を生み出せないかというと、そんなことはないはずなの。どうやって「ケアの時間」を生み出すかが、私たちの課題じゃないでしょうかって話したんです。

介護施設だけでなく病院でもナースは「忙しい忙しい」って言いますよね。私はよく昔から言うんだけど、忙しいって言う人はね、物を取るときも忙しそうに手をぐるっと回してさっと取る（笑）。いかにも忙しそうでしょ？　その人がいると周りも忙しくなっちゃうのよね、なんとなく。

——認知症の人はそういう空気に敏感ですからね。それにしても「時間をあげる」っていい言葉ですね。

この人のことだけを考える時間を、1分か2分でもいいからあげたい。そのときはほかのことは考えない。

私が高齢者の長期記憶の再生の研究をしていたとき、その人は何が楽しかったか、何が生きがいだったかを知りたいから、そばに寄ってお話しするんですよ。家族に聞いてもダメなことっていっぱいあるの。息子や娘はもっとダメなのね。

配偶者もダメ。その人から聞く以外ないわけですよ。

　たとえばこの人は食べ物は何が好きだとか、印象的なのはこの人だっていうように、いずれも心地よい記憶を呼び出すような（できごと、物、人）を探します。それを使ってその人に関心を寄せ、集中して話を聞くんです。その有用な「キーワード」を探すまでのプロセスが大事。時間ですよ、やっぱり。自分に関心を持ってくれているという時間によって心を開いてくれる。同時に記憶の再生にも効き目があるんですよ。

　イヴさんもね、あの情熱っていうか、1つのことをやろうとしてる人の、なんて言ったらいいかな……パッション。それは真似できないですね。こちらが一歩下がっちゃうくらい。汗だくでやってますよね。

——**あの大きな体でね（笑）**

　でも、彼はやさしい。体格がよくて、相手を動かすときはすごい力を出すけど、触れ方はすごくやさしいですよ。

　彼の言っている〈4つの柱〉(p52) とか、〈5つステップ〉(p66) とかは、そのままの言葉じゃなくてもね、全部現場で使えると思う。だって私たちはこれまで、少なくともあんなに顔を寄せて見なかったんだから。

日本人って、愛してるっていう言葉、あんまり使わないでしょ。

　だけどフランス式に「あなたを愛してる」「あなたっていい人だ」「あなた大好きよ」とか言われて、言われたほうは気持ちいいのかなあ、それとも戸惑ってるかなあと思っちゃった。

——**イヴさんは「日本人は見つめたりしないってよく言うけど、認知症の人はみんな私の目を見てくれるし、触れると喜んでくれる」と言いますね。それは文化によって後天的につくられたものに過ぎず、認知症になるとそういう後づけの性質はなくなっていくと。**

　なるほど、それはある！　品川にあるグループホームの話なんですけどね。品川区民だけではなく、ブザー鳴らしてから玄関にたどりつくまで5分かかるという芝白金のお屋敷に1人で住んでいた人とか、赤坂の芸者さんだったとかね。そ

の一方で、お布団の綿がはみ出してるような感じのゴミ屋敷で、洗面器と鍋を一緒にして暮らしていたような人とかね。そういう9人が、それぞれ8畳の部屋に住んでるんですよ。

　そのなかの1人に女社長さんがいて、私に名刺をくれた。もちろん昔の社長の名刺よ。そして「どうぞお部屋を見てください」って。行ったら8畳の部屋に綱が張ってあって、100着近いすてきなお洋服が掛かってた！　自分は着道楽だったからこの洋服を着ていたんですよって。だけど寝るところがないのよ。とにかく、ずらーっとお洋服。

　そのあと、9人が座っている応接間みたいなところに行ったんです。そしたら「座布団持ってらっしゃい」って命令したのは、いちばん貧しい人。その社長さんが「はい！」って言って持ってくるわけ（笑）。それを見たとき私は、認知症ってみんなのバリアを取り払うという側面もあるんだなと思った。認知症があることで、過去のうわべのものがなくなるというか。

―― **ある意味、人間対人間の関係になってくる。**

　夕方になってきたら、誰かが「ごはん、つくらなきゃ」って言い出した。「じゃあ買い物は誰が行く？」ってみんなで相談して、3人か4人がお使いに行ったの。ヘルパーさんが後ろからついていくんですけどね。

　帰ってきて、何を買ってきたかと見ると、はんぺんばっかり。今日はおでんするって言うんだけど、お鍋に入れたら、はんぺんだからね、こーんなに膨らんじゃって（笑）。そして慣れてる1人が、キュウリをちゃちゃちゃと刻んで塩もみをつくって、みんなで夕ごはん。

―― **認知症になるとか、年を取るっていうのは悪いことばかりじゃないですね。**

　それまで人に言えなかった秘密を言えたりとかね。……認知症って何だろうってここのところ考えてるの。なんていうかな、フィジカルな意味じゃなくて、その人の社会的な背景とか、生きざまとか、生い立ちとかあるわけじゃない？

> **やっぱり、その人のくらしは大事だと思う。**

　いまの看護学って医学の焼き移しみたいになっているから、全部フィジカル・

アセスメントなんですよ。それに病名からのスタートなの。私は今「病名いらない！」と言って歩いているんだけど（笑）。病名なんてなくても看護はできるもの。認知症などはまさにそうです。

——医学はどちらかというと無時間モデルですからね。

　時間が大事なのよ。私たちの1時間は60分で、誰もが平等に60分って思うでしょ？　ところが老人になると違うのよ。もうちょっと長くなって1時間が80分ぐらいになる。それなのに60分のテンポでやってくから、老人はついていけない。

　これは私の意見じゃなくて、甲府の笹本会という医療法人の理事長さんの言葉なんです。「老人ホームでは、昼間は2時間経たないと1時間にならない時計にして、みんなが寝てから元に戻すのはどうだ？」って言ってました。それ、いいでしょ？

　『ゾウの時間 ネズミの時間』[*1]という本もあるけれど、老人の時間ってやっぱり違うと思うのね。それをスタッフは8時間のなかでタタタタっとやるでしょ。あれじゃ混乱してますます認知症になっちゃう（笑）。

——最後に、ユマニチュードについてお言葉があれば。

　東京での研修会の午後は公開講座で、100人ぐらい来たんですよ。そこでイヴさんは1時間半講義をしてくれました。それを聞いて私が思ったのは、「ユマニチュードって単なる方法ではない」ということです。ユマニチュードは、そこに流れているフィロソフィー（哲学）がいちばん重要なんだって私は思いました。<u>ユマニチュードのやり方を学ぶ前に、それが生まれた基礎となる哲学をまずきちっと勉強してください。それを最後に言いたいですね</u>。そこがわかっていれば、方法はそれぞれに合わせたいろいろなものが出てくると思います。だから、哲学を抜かしていきなりやり方だけを真似しないでください。

　私はユマニチュードで言っていることをぜひ日本流にアレンジしたいですね。日本でみんながユマニチュードをやったら、すごいことになると思う、本当に。

[*1] 本川達雄：ゾウの時間 ネズミの時間——サイズの生物学, 中公新書, 1992.

『看護師のためのwebマガジンかんかん』2015年9月18日update.

第 1 章

ユマニチュードとは
何か

第1章では、
「ユマニチュードとは、何か」をテーマに
［哲学］と［技術（メソッド）］の
エッセンスをまとめる。

ユマニチュードは
［哲学］と［技術］2つの要素から成り立ち、
イヴ・ジネスト氏とロゼット・マレスコッティ氏が
40年間、積み重ねてきたものである。

当たり前のことではないのか？
困難ケースにも、本当に活用できるのか？
そんな現場的疑問に答えながら、
「ケアする人とは」という本質に立ち返る。

イヴ・ジネスト講演録
「これがユマニチュードだ!」

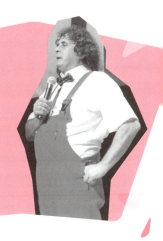

認知症ケアの新しい技法として、今注目を集めている「ユマニチュード（Humanitude）」。ユマニチュードは知覚・感覚・言語を包括したコミュニケーション法を軸にしたケアの技法で、イヴ・ジネスト、ロゼット・マレスコッティの両氏によって1979年に誕生しました。

攻撃的になったり、徘徊したりするお年寄りを、"我々と同じ世界"に戻す様子を指して、「魔法のような」とも称されます。しかしこれは、魔法でも奇跡でもなく、伝達可能な「技術」です。

2014年夏、ユマニチュードを開発したイヴ・ジネスト氏が来日し、8月12日、東京・新宿の紀伊國屋サザンシアターにて講演会が開かれました。その温かく、やさしく、時にユーモアを交えた語りに、会場にいる人は引き込まれ、「あっという間の2時間だった」との感想も聞かれました。この好評を博した講演を再現し、紹介していきます（編集部）。

私たちにこの仕事を教えてくれたのは患者さんたち本人です

　ユマニチュードとは何か、からご説明したいと思います。そのためには、皆さんの協力が必要です。高齢者介護施設でどのような体操をしているかを、これから皆さんにご紹介します。私と同じことをしてください。

　両腕を自分の前方に伸ばしてください。その腕を胸の前でクロスしてください。こうすることによって、いま胸筋を使っているのがわかりますか？

　今度は両腕を上にまっすぐ伸ばしてください。その腕を左右に下げます。そう、席の隣の人同士、皆がつながりました。これがユマニチュードです。ユマニチュードは、人々の関係―絆―を結ぶ哲学です。

　最初に、ユマニチュードのもう1人の創出者、ロゼット・マレスコッティを紹

介させてください。ロゼットと私は、2人でかれこれ35年間、病院や施設を回り、ケアする人たちにユマニチュードのトレーニングを続けています。

　私たちはもともとは体育学の教師でした。病院で仕事を始めるまで、私は一度も病院の中を見たことがありませんでした。ベッドで寝たままの状態で保清をする、身体を洗うということも知りませんでした。褥瘡ができるということも知りませんでした。職員の腰痛予防の指導を依頼されて病院に招かれたことをきっかけに、この世界に足を踏み入れました。

　新しい病院に行くと、その病院の中で最もケアが困難な患者さんを10名選んでもらい、その方々のケアを行ってきました。すべての診療科が対象となり、集中治療室から長期療養型の施設まで幅広く患者さんのケアを行いました。このなかには1,500gで生まれた未熟児も含まれます。あまりにも痛みが激しく、触れることもできないような患者さんもいました。全く言葉を発しなくなってしまった高齢者、ベッドの中で身体が固く拘縮している高齢者の方々にも会いました。交通事故で昏睡状態にある若い患者さんにもケアを行う機会を得ました。

　ケアをする現場の方たち、看護師の方たちが、どのように仕事をしているか、私たちに教えてくれました。そしてそれ以上に教えてくれたのは、患者さんたちご本人です。

　たくさんの失敗も重ねました。でも、常に私たちはベストを尽くしました。私たちは、数万人の患者さんのケアをする中で経験を積み重ねてきました。その経験を通して、私たち独自の400を超えるテクニックを編み出しました。関係を築き、絆を深めるテクニックです。身体を洗うための具体的なテクニック、リハビリテーションのテクニックです。

哲学なきケアであってはいけないのです

　私たちはケアの技術を構築していく中で、それらすべてを統合できるような哲学を完成させる必要性に気づきました。

　ラブレーが言ったように、良識なき科学は魂の廃墟でしかありません（p7）。医療や科学の世界では何でもできる、何をしてもいい、というのは間違いです。私たちには、倫理的な観念と哲学が必要なのです。

　この考えをもとに、私たちは少しずつユマニチュードの価値観を確立していきました。その価値観とはどういうものか、それは、人間の尊厳を大切にすること、

1人ひとりの自由を尊重すること、人間としての博愛精神をもつこと、人間の平等性を大切にすることです。世界人権宣言の第一条には「すべての人間は、生まれながらにして自由であり、かつ、尊厳と権利とについて平等である」「人間は、理性と良心とを授けられており、互いに同胞の精神をもって行動しなければならない」と謳われています。自由、平等、博愛。これはフランス国家の理念でもあります。

　けれどもこれを、病院内で遵守しようとすると困難に直面します。なぜならば、ケアを行ううえでは、必ずしもそれを守ることができないような状況が生じるからです。例えば、「私は自由を尊重する。けれども、患者さんを拘束する」。ここに倫理上の大きな問題が発生します。

　宣言していることと行っていることが一貫しているかどうか。そこに、私たちの倫理観は問われます。「私は自由を尊重する」と宣言するからには、「患者さんを拘束する」ことは許されません。「平等を尊重する」と宣言するからには、患者さんが、自分たち看護師や医師と同じくらいに大切な存在であるということを認めなければなりません。

　そこでロゼットと私は、ユマニチュードという思想哲学の書をしたためました。これは、私たちが考案したさまざまなテクニックを統括する哲学です。

みんな優しい気持ちはもっているのです。なのに、なぜ不幸が起きているのか

　これから映像をご覧いただきます（右下イラスト）。もしかするとショックを受ける方も多いかもしれません。この映像は、フランスの看護師さんから送られてきたものです。日々の業務に疲れ果て、困り果てて、どうしたらいいかわからないので、自分たちのどこに問題があるのかを教えてほしい、とこのビデオを送ってきてくれました。

　だからこそ、私はこの映像を皆さんにお見せする前にお断りしておきたいと思います。今、この映像に映っている看護師さんたちは、私の友人たちでもあります。善意の人々でもあります。どんな場面に出くわしても、私は決してその施設や看護師さんたちを批

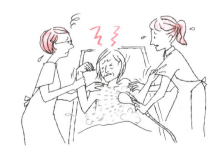

判することはしません。特に、この映像を送ってくれた勇気ある看護師さんたちを批判することは、決してありません。

　この映像は、ある高齢者の入浴介助の場面です。ケアが大変難しい高齢者の方です。拘縮する、あるいは叫ぶ、つかむといった患者さんを前に、自分がどうしたらいいのかわからない状態にあります。看護師さんたちは、まさに落とし穴に落ちてしまっています。

　看護師さんたちは、この患者さんを全く見ていませんし、話しかけてもいません。でも、看護師さんたちは、患者さんによいことをしたい、喜んでもらいたいと思ってこのケアを行っているのです。

　これは、35年間、私が日常的に目の当たりにしてきた光景です。この高齢者は、もしかすると私の母だったかもしれません。そして、ケアに当たっている看護師さんたちは、私の娘だったかもしれません。ここで私が目の当たりにしているのは、2つの不幸です。患者さんの不幸とケアをしている看護師さんの不幸。単に、どうケアをしていいのかわからないことが、この不幸を引き起こしてしまっているのです。

ケアをする人というのは何者なのでしょうか

　私には夢があります。私はある日、夢を見ました。ユマニチュードの夢でした。1996年に、私たちが初めてユマニチュードの思想哲学についてしたためた文章のタイトル、それが「I have a dream」でした。

　皆さんは、おそらくマーチン・ルーサー・キング牧師の有名なスピーチをご存知と思います。すべての人種差別と闘い、そして銃弾に倒れた人の言葉です。そして、私も夢をもちました。私は、その夢を叶えるためにユマニチュードの哲学を書きました。それは、「ケアをする人というのは何者であるか」「誰なのか」ということを定義づけるための内容です。

　「ケアをする人とは誰なのか」を実際に定義するうえで、私は、人間とはどういう存在なのかについて考える必要がありました。ケアをする人がケアの対象としているのは人間です。動物のケアをする人は獣医ですね。私たちは人間のケアをするのですが、人間とは何でしょう。

　そこで私は辞書を広げてみました。初めから、あまり好ましくないようなことが書いてありました。「人間は動物である」。どうやら私のDNAの99％はチンパ

ンジーのDNAと共通しているそうです。そこに座っている本田美和子先生もそうです。

その動物である人間のケアをするだけで十分満足だと思ってしまうと、ケアをする人というのは、「人間の獣医である」という結論になってしまいます。でも、幸い人間は動物の中でも特殊な動物です。その人間としての特性をすべて網羅して、考慮しているケアがユマニチュードなのです。

ちょっと想像のお話をします。ET（地球外生物）から、銀河間Eメールが届いたと想像してみてください。「長距離ロケットが完成し、それに乗って地球に行けることになったので、ぜひ会いたい」と書いてありました。そこで私たち地球人は、このような大きな会場に集まって、額を寄せ合って相談しました。「人間はどんなものなのかを、ETにどうやって説明しようか？」。

写真を送れれば簡単なのですが、銀河間ネットワークではまだ画像が送れないのです。ですから、言葉で人間を定義することにしました。ETが人間に会いに来て、うちの犬と握手されても困るので、人間はこういうものですよ、とETに事前に認識しておいてもらわなければなりません。そこで私たちはETに次のようなメールを送りました。

「人間というのは2本足で立つ動物である」。そして、「衣服を着ていて、ちょっと変わった服を着ている人もいれば、メイクをしている人もいる。美しくなろうと着飾り、身だしなみを整える」「言葉を理解できる。話をし、文章を理解する知性をもっている」。

それから、もう1つ大きな人間としての特性は「食事」です。食事をするとき犬は、ドッグフードを皿に入れて床に置いておけば、喜んで食べます。それに比べて人間の食事の面倒くさくて複雑なこと。指で食べる人もいれば、フォークで食べる人、お箸というもので食べる人もいる。でも、みんな人間です。賢くて、美しくて、そして「ユーモアのセンス」があり、自分の身体をきれいにする「保清」という習慣をもっている。

そして、「小さな集落をなし、家族と呼べるような集団で生活を送っている」

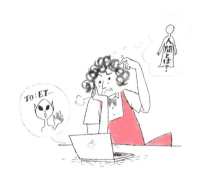

「価値観をもっている」「自分が思考しているということを思考している」。そのような形で人間を定義し、ETに送りました。

さあ、そのメールを読んだETが地球にやって来て、この会場に降り立ちました。ロケットが着き、カプセルが開きます。そして、もらったEメールを読みながらあたりを見回します。そして、あなたに視線がとまります。「服を着ているな。美しいな。言葉を理解する知性をもっているな。そして2本足で歩いているな」。ETは手を挙げて、言いました。「こんにちは！ 人間」。

もう1人のETは、先ほど映像で皆さんに見ていただいた患者さんの病室に行ってしまいました。ETはEメールを確認します。「話をしているかな？……いや、していない」。もう1年間も、この人は一言も話をしていません。「2本足で立っているかな？……いや、立っていない。身体が拘縮して横になっている」「知性があるかな？……うーん、どうだろう、わからないな」「食事をしているかな？……うーん、胃瘻が作られていて、注射のようなもので栄養を摂取している」。

さて、ETは、この人が人間だとわかるでしょうか。私たちが定義した内容を読んだだけでは、この人が人間とはわからないでしょう。その定義に合致するものが何1つ見当たらないからです。

私は、ケアをする人たちに質問をしてみました。「この女性は人間ですか？」。全員が「はい」と答えました。もう1つ質問をしました。「なぜ、そう思いますか？」。ケアをする人たちは、このように答えました。「彼女は、以前は話ができたからです」「この施設に入ってきたときに、彼女は歩けたからです」「以前は、お寿司が大好きだったからです」……すべて過去形でした。

ユマニチュードのケアで、人間だと証明することができます

この患者さんのことは、人間だとわかっています。でも、それを証明する手立てが何もない。この患者さんが、今の状態でもなお人間であり続けていると、どうやって示すことができるでしょうか。ETに対してそれが証明できなければ、ご本人に対しても証明できません。私が病室に入るとき、ケアをする人である私は、自分が人間だと認識しています。そして、ユマニチュードの技術を用いたケアの実践によって、自分自身だけではなく、ケアを受けた人も人間だと認識できるようになります。

ユマニチュードは、「あなたは人間ですよ」とケアをする人が相手に伝え続け

る、絆—人間関係—の思想哲学です。これは、患者さん自身を中心に置くのではなく、人と人との絆、〈人と人との関係性〉を中核に置いた思想哲学なのです。

ご自分が今、高齢者だと想像してください。ユマニチュードのケアでは、あなたは人間によってケアされていると感じとることができます。そして、ケアをしている私は、あなたが人間であると証明することができます。

誕生は二度あります

ユマニチュードをよりよく理解していただくために、人間以外の哺乳類の状況を見てみましょう。

小さな哺乳動物が生まれたとき、母親はその子どもを舐めます。舐めないとどうなってしまうでしょう。生まれたての子どもは死んでしまいます。これは即ち、誕生は一度きりではないということを証明しています。誕生は二度あるのです。

一度目の誕生は、生物学的な誕生です。二度目は社会的な誕生です。その種に迎え入れられる誕生です。赤ちゃんを舐めることによって、羊のお母さんは子羊に語りかけます。「おまえは、羊の仲間の一員だよ」「おまえは人間ではないよ。オオカミでもないよ」。これは"羊チュード"です。この羊の世界へ迎え入れるための母親の行動"羊チュード"がなければ、子羊は死んでしまいます。

人間も動物です。生まれたての人間の赤ちゃんは、ユマニチュードの状態、つまり周囲の人間から仲間として迎えられ、そして自分もそうであると認識しているでしょうか。答えは「ノー」です。生まれたばかりの赤ちゃんは、もちろん生物学的には人間ですけれども、まだ、人類の一員であるという過程は踏んでいません。

皆さんに質問をします。こういう人（イラスト）を見たことがありますか？

私は、このような状態になっている高齢者を何千人も見てきました。拘束をされています。目を閉じたまま、ずっと身体をゆすり続けています。うめき声を挙げながら。

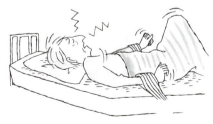

私が何を言いたいか、おわかりだと思います。これは人間がユマニチュードの状態に置かれなくなってしまった結果なのです。こういう方

たちが、私たちが通っている病院や施設を埋め尽くしています。「それは老化だから」「これは病気だから」仕方がないと言われますが、私は、そこに落とし穴があると考えます。

　これは「最期の日まで、患者さんを人間として認識する」ことができなかった結果です。

　自分が人間として認められなくなったと感じた場合、2つの選択肢が本人には残されます。1つは、噛む、引っかく、叫ぶ、抵抗するなど、「攻撃的な患者さん」といわれる状態になること。もう1つの選択肢は、あきらめることです。あきらめて、自分の殻に閉じこもってしまいます。これを「老人性擬似自閉症」と、私は呼んでいます。自分自身の殻に閉じこもり、拘縮が進み、コミュニケーションをあきらめ、その存在さえ認められない人たちです。

　近い未来、日本では400万人を超える認知症の患者さんが、病院に押し寄せるといわれています。その400万人の認知症の患者さんたちを、私たちは最期までしっかりと人間として尊重し、みることができるでしょうか。それとも、このような老人性擬似自閉症にさせてしまうでしょうか。

　では、生まれてきた子どもを人類の一員として認めるために、人間の親はどんなことをするでしょう。フランスでは子どもを舐めません。日本でも、舐めないと思います（笑）。舐める代わりに、人間の大人は子どもに、動物が舐めるのと同じ意味をもつ行動をとります。すなわち、見つめます。話しかけます。撫でます。

　子どもはそうされることによって、自分と社会とのつながりを感覚として受け取り、成長していきます。いずれ2本足で立つことで人としての尊厳を獲得し、自分が人間的存在であると認識することができます。

　ロゼットと私は、この人間関係の4つの柱、〈見つめること〉〈話しかけること〉〈触れること〉〈立つこと〉について研究しました。

　人間の親は、どういうふうに子どもを見つめるでしょう。生後3か月くらいになると赤ちゃんは首がすわり、親と水平な視線を交わせるようになります。

　赤ちゃんを抱いているとき、自分の身体に密着させるようにして抱きますね。そうするととても近い距離で目を合わせることになります。そして水平に、長い時間をかけて、正面から見つめます。このようにして〈アイコンタクト〉というのは成立するのです。

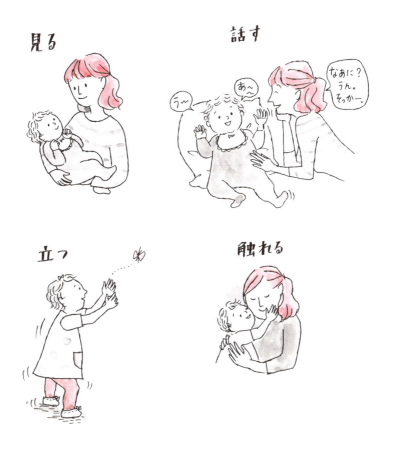

　そしてまた、愛情をこめ、やさしさをこめて見つめます。語りかけます。「なんて可愛いんだろう、私の赤ちゃん」。

　話しかけても、赤ちゃんは、まだ大人が何を言っているのかわかりません。それでも、私たちは語りかけます。皆さん、赤ちゃんにどんなことを言うでしょう。愛の言葉、ポジティブな言葉ですよね？「可愛いね」「きれいだね」「なんて柔らかい肌なんだろう」「なんていい香りなんだろう」。おむつが濡れていても「なんていい匂いなんだろう」なんて言います。そして両腕に抱いて、やさしいトーンで話しかけ続けます。

　決して大声で赤ちゃんに叫んだりしません。「大好きだよっ！」「可愛いよっ！」。こんなふうに言ったら、赤ちゃんはおそらくビックリして泣き出すんじゃないでしょうか。人間界に人間として赤ちゃんを迎えるためには、やさしく

愛の言葉をかけなければいけないのです。子守唄を歌ってあげるように。このように扱われることで、人間は人間界に入ってくるのです。

　触れるときもそうです。赤ちゃんの足を持ってぶら下げて、「汚くなったから洗って」と奥さんに渡したりはしませんね。包み込むように両手で抱きかかえます。そして、洗う時には身体をやさしく、ゆっくり撫でます。

　私は人生の中で、他者とポジティブな関係を築きながら生きてきました。ここで素晴らしいことが起きます。ミワコ、あるいはミカ（通訳者）に恋をしたとき……あくまでもイメージです（笑）。

　まず、食事に招待します。そして彼女の目をまっすぐに見つめます。もう目を離しません。見つめ続けます。水平に、なるべく近くから。そして、ポジティブな言葉を使って語りかけます。「なんてきれいなんだ」「肌がなめらかだね」「愛してるよ」。

　ミワコさんが、私が何を言っているか、理解できたとしましょう。そこでダンスに誘います。両腕に彼女を抱き、赤ちゃんを抱くのと同じように抱きます。背中を撫でます。赤ちゃんに対するのとまったく同じように大切な恋人に接するのです。もちろん、多少のバリエーションはあります（笑）。

　私の人生は、必ずしも常にポジティブな人間関係だけではありませんでした。不愉快な隣人にも出会いました。ネガティブな人間関係というのは、どうやってつくられていくのでしょうか。とても簡単です。ユマニチュードと全く逆のやり方をすればいいのです。水平ではなく上から見下ろします。遠くから、そして斜めから睨みつけます。ポジティブな言葉は要りません。そして音量もかなり大きくなります。「このバカ者！」。本当に仲が悪いので、撫でたりしません。包み込むような、ゆっくりとした面積の広い接点をもった触れ方はしません。広げていた手は拳（こぶし）になり、動作は迅速になります。これは人を殴るときの動きです。ネガティブな関係を作りたければ、ユマニチュードの真逆をすればあっという間です。

理解してくれない人に、人は話しかけないのです

　人は人生の中で、ユマニチュードな関係もネガティブな関係も経験していきますが、高齢になるとどうなるでしょう。それを私たちは研究してみたのですが、その結果には私たち自身がとても驚きました。

高齢者の病室に、もちろんご本人と看護師の同意を得たうえで、録音機を設置しました。寝たきりの状態で、ある男性は24時間に120秒しか話しかけてもらえていませんでした。なかには24時間に10秒しか話しかけてもらえない患者さんもいました。しかしこれは、とても自然なことなのです。理解してくれない人に、人は話しかけないのです。

　それから、〈見る〉という行為についても研究をしました。日本で、優秀な看護師さんに協力してもらいました。口腔ケアを行ってもらったのですが、ケアをしているあいだのアイコンタクトは合計するとたったの9秒でした。9秒です。

　認知症の患者さんになると、24時間で瞳と瞳のアイコンタクトは0秒になることも珍しくありません。しかし誰も、自分がそのようにケアを行っていることに気づいていないのです。なぜでしょう。

　人間は、怖いと思っているものを見ません。「そうなりたくない」と思っている相手のことは、見ないのです。認知症の高齢者になってしまうと声をかけてもらえず、見てさえもらえなくなるのです。ですから、看護師などのケアをする人は、「あえて見ること」「あえて話しかけること」を技術として学習しなければならないのです。

　明日、ご自身でも確認してみてください。道にいる路上生活者のそばを通り過ぎるときに、アイコンタクトを図りますか？　瞳をのぞきこんで挨拶してみてください。それがいかに大変なことか、わかるかと思います。地面に寝ている浮浪者の前を、100万人の人が通り過ぎます。でも、誰1人、彼とのアイコンタクトを図る人はいません。これは、人間として普通のこと、ごく自然にとってしまう行為です。

　人間には2つの行動パターンがあります。1つは生まれつき備わっている本能的な行動。そしてもう1つは、後天的に学習した行動です。もしあなたがケアをする職業人であり、自分に攻撃的で苦手な人に対しても「あなたはここに存在しますよ」というメッセージを届けたいと思うならば、〈見る〉〈話しかける〉〈触れる〉テクニックを後天的に学び直す必要があります。

　さきほどの日本の看護師さんの話を続けます。この看護師さんにユマニチュードについて学んでもらいました。1か月後、同じ看護師さんに同じように協力していただいて病室を撮影しました。同じ看護師さんですから、心をすり替えたわけではないのです。でも、ユマニチュードの講義を受けたその看護師さんは、ケ

アのあいだ一度も患者さんから目をそらしませんでした。信じられないような映像になりました。看護師さんの〈見る〉ことが大きく変化を遂げたのです。

次に、〈話しかける〉ことについてお伝えします。

私たちが誰かと話をし続けることができるのは、自分が発した言葉に対して相手がうなずいたり、答えてくれるフィードバックがあるからです。それをエネルギーにして、私たちは再び相手に話しかけます。

しかしどんなに話しかけても相手から反応がなければ、次第に私たちはエネルギーを受け取れず、あきらめて、話すのをやめてしまいます。それにより、相手に「あなたは私たちにとって大切な存在です」と伝え続けることができなくなってしまいます。

そこで、答えてくれない相手に対して、自分が言葉を紡ぎ続けるための1つのテクニックを私たちは完成させました。その名前は〈オートフィードバック(auto-feedback)〉といいます。それは「行うケアの予告」と「行っているケアの実況中継」をすることにより、その場に言葉をあふれさせる方法です。自分の言葉によってエネルギーをつくり出し、また話すことができます。これを用いることで、患者さんに話しかける時間を飛躍的に増やすことができます。

それから、〈触れる〉という行為について。触れ方によって相手に伝わるメッセージは異なります。しかしここにも、罠、落とし穴があります。

これについて、会場のどなたかにご協力いただいて実験したいと思います（聴衆のなかから1人、壇上に出てもらう）。勇気あるこの方へ拍手をお願いします（会場拍手）。さて、見てください。

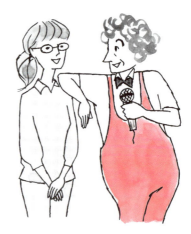

こうやって相手に寄りかかっているのを見ると、私たちの人間関係がわかりますね。

彼女は、私の友人です。

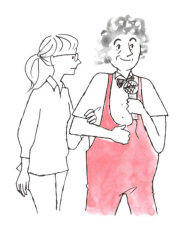

では、こうやって手をつなぐと、どうでしょう。
私が娘を学校に連れて行くところです。自分が庇護している、という感じですね。

では、こうやって指をからめると？（笑）
これは、学校へ連れて行く娘ではありませんね。恋人です。

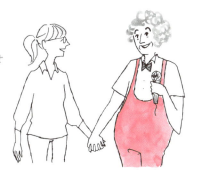

違いがわかりましたでしょうか、皆さん。指を数cm移動させただけで大きく意味が変わります。〈触れる〉という行為には意味を伴うのです。そして触れられた相手にそのメッセージが届くのです。

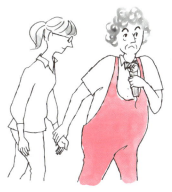

ではこの触れ方はどうでしょう。
連行です。逮捕されました。

人は誰でも相手の腕を洗おうとするとき、意識しなければこういうふうにつかんでしまうのです。ケアをする人は、意識しなければ皆、このように腕をつかんで持ち上げています。さあ、この持ち方が伝えるメッセージは何でしょう。「あなたのことを罰します」「あなたの自由を奪います」というメッセージが、そんなつもりはないのに相手に届いてしまいます。

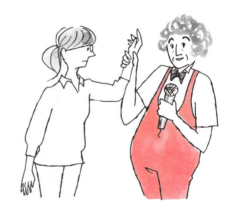

　相手が認知症であれば、連行されていると感じてしまいます。このようにつかんだら、私がよい看護師で、彼女にやさしくよいケアをしようとしていることがわかりません。もちろん、ケアをしている側はそんなつもりは全くないのです。しかし、腕をぎゅっとつかむこの動作が伝えるメッセージは、「自由を奪い、連行する」というものです。ですから認知症の人が身体を固くして拒絶するのは当然です。

　ケアをする人がこのような形で腕をつかんでしまうのは、とても自然な行為、本能的な行為なので、「こうつかんではいけない」と学習することが必要です。

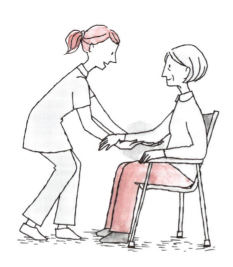

　では、つかまないで腕を洗うためにはどうすればよいか。患者さんの腕を、左のイラストのように下から支えます。

　私たちが患者さんの身体に手を触れるとき、その手の触れ方が患者さんに何かを語りかけています。相手に自分のやさしさを伝えるためには特別な方法があり、それを技術として学ばなければいけません。ケアにおいては、本能的な、自然な人間の行動でよい、というわけにはいかな

いのです。

　温かい心は、誰もが皆もっています。いろいろな国で私は仕事をしていますが、どの国に行っても、そしてとりわけ日本では、看護師さんは心が温かくて、やさしい人ばかりです。でもほかの国の看護師さんと同じように、罠や落とし穴に陥ってしまっています。

　だからこそ私たちは、さまざまなテクニックを完成させたのです。やさしさを届けるためにたくさんのテクニックがあります。

　例えば、拘縮している腕を伸ばす、あるいは足を開かせるテクニックを完成させています。一定の部位を、一定の方向で触れることによって、無理強いせずに容易に開かせることができるのです。決して強制してはいけないし、決して過度の力を加えてはいけません。過度の力を加えてしまうと、攻撃をされているかのように相手に感じさせてしまいます。ケアをするときに、5歳の子ども以上の力は決して加えません。

　ユマニチュードの技術を用いた愛で包み込むと、高齢で認知症が進み話せなくなってしまった方々も、私が日本でも経験したように、再び言葉を発することができるようになります。

　はたしてこの人たちは、まだ人間だったのでしょうか。「イエス」。ただユマニチュードの状態に置かれてこなかっただけなのです。

日本人は特別なのかなあ？

　「でも、日本は特別だから」と言われます。「ジネストさん、あなたのユマニチュードの技術は、日本ではうまくいきませんよ」と、最初は言われました。

　「なぜですか？　日本人は、人間じゃないんですか？」「いや、そうじゃなくて。日本人がこうしてお辞儀をするのは、あえて視線をそらすためです」。文化の違いに関しては、初めて来日したとき、いったいどうなることか予測がつきませんでした。

　ここで、本田美和子先生の病院で、私たちが最初に行ったケアをご覧いただきます。ご家族の承諾を得て、プライバシーに配慮して撮影をしたものです。大変拘縮の進んだ高齢の女性で、わきの下を洗うことができない、手のひらを見たことがないと看護師さんは言っていました。拘縮が進んでいて、手を開かせることができないのです。

私は肩に触れました。ゆっくり、やさしく。患者さんが私を信頼してくれるまでケアは始めません。ケアするときは必ずご家族に参加してもらいます。このケースは患者さんの娘さんに同席してもらいながら進めました。

　この患者さんはずいぶん前からこの状態です。認知症がかなり進んでいます。2か月ほど前に、誤嚥性肺炎の治療のために施設から入院となった、話すこともできないし、視線も合わないという女性です。

　ユマニチュードというのはラブストーリーです。そこで1人の看護師さんを、この患者さんの視線をとらえて、アイコンタクトを図るために配置しました。そして、私が何をしているかを患者さんに言葉で伝えてもらいました。

　どうでしょう。最初、この患者さんの目は、完全に宙を見ていて、まったく視線が合いません（下のイラスト左）。看護師さんは最初、患者さんの顔を見ていたのですが、「目をのぞきこんでください」「視線をとらえてください」と伝えていったところ……はい、やっと、いま目が合いました。これはある意味、患者さんの脳の中で革命が起こっている状態です（下のイラスト右）。

　看護師さんを介して、「私に右手をあずけてください」「右手を挙げてください」と伝えてもらいました。すると患者さんは手を挙げ始めました。

　ここで初めて、この患者さんは言葉を理解できているということがわかったのです。ETにも、この人は人間だとわかります。

　これが、私の日本での初体験でした。患者さんとご家族と、チーム全員がとても感動的なひとときを味わいました。ユマニチュードは、日本でも機能します。

　でも、また言われました。「でもジネストさん、駄目なんですよ。日本では、人にキスしたり、ハグしたりしないんです」「こうやって腕に抱いたら駄目です」

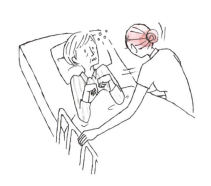 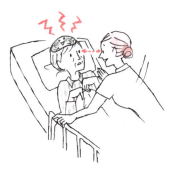

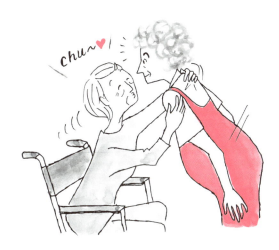

「フランスで患者さんに触っているように、日本で患者さんに触れたら駄目です。日本にはそういう習慣はありません」。

　男の子を見ちゃいけないよとか、公衆の面前で抱き合ってはいけないよというのは、後天的に両親や周りの大人から学ぶことです。それは、その国特有の文化です。ユマニチュードは、文化を超えるものなのです。後天的に文化の影響を受ける以前に、人間は愛し、愛されるために、やさしくし、やさしくされるために生まれてくるのです。

　認知症が進むと、どのような国の人でも、その文化を超えて、人間として本能的な存在に戻っていきます。その結果、高齢の認知症患者さんは、日本の人であっても、自分から私にキスをしてくれます。自分から抱きしめてくれます。このことについて、患者さんから私たちは学ぶべきです。この"患者さんが与えてくれるもの"を与えられる人は、私たちの中には1人もいません。患者さんから学ぶのです。人間関係を築くうえで、絆を結ぶうえで、患者さんは私の師匠です。

　病棟に入って、私がこうやって両腕を開くと、男性でさえも私をハグしてくれます。それはとても心地よいです。

　これがユマニチュードの人間関係です。絆です。素晴らしいチームの、素晴らしい仕事によって、患者さんは人間としての絆を周囲と築くことができるのです。私は、夢を見ました。障害をもった人も、高齢者も、認知症の患者も、すべての人々が平等に暮らせる社会を。1人ひとりが望むような最期が迎えられる社会を。

これから最後の映像をご覧いただきます。この方は、93歳です。すばらしいダンスを披露してくれています。
　この人のように人生をまっとうしたいものです。女性であり続けるために、本物の女性であり続けるために、年齢は関係ないのだとこの女性が実証してくれます。私は、彼女にちょっとやきもちを焼いています。
　ETは、おそらく納得してくれるでしょう。人間って素晴らしい！　ありがとうございました。

『精神看護』2014年11月号掲載

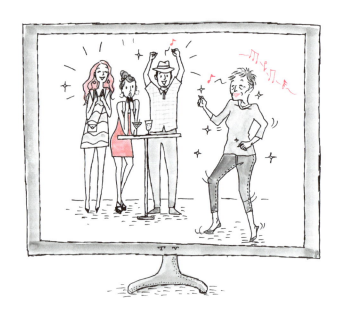

ユマニチュードのケアメソッド

本田美和子
国立病院機構東京医療センター総合内科・医長／
ジネスト・マレスコッティ研究所日本支部代表

伊東美緒
東京都健康長寿医療センター研究所「福祉と生活ケア研究チーム」研究員／
ジネスト・マレスコッティ研究所日本支部／看護師

　ユマニチュードでは、〈見つめること〉〈話しかけること〉〈触れること〉〈立つこと〉を、対象者にかかわるときに必要な基本的な〈4つの柱〉に据えている。看護師にとってはどれも、当たり前の技術と思えるが、できているつもりでも実はできていなかったことに気づかされる。本稿ではユマニチュードを構成する要素と具体的なケアメソッドを紹介する。また組織全体での取り組みがなぜ推奨されるのかについても解説する。

最初の一歩　気づく、考える

　職業人として患者にかかわるときには、いかなる場合も個人の健康を妨げてはいけません。「そんなことは当たり前だ！」と思った人はたくさんいらっしゃることでしょう。しかしそれを本当に理解し、実践できているのでしょうか。

　ユマニチュードでは「ケアをする人」とは何か、という命題を考えるとき、〈ケアの3つの段階〉を意識することを求めます［表1］。

　最初の段階では、回復を目指した日常ケアを行います。多くの急性期病院では「❶回復を目指す」をゴールとしています。しかし、必ずしもすべての患者が回復できるとは限りません。その際には「❷機能を保つ」ことを目指します。しかし機能を維持することも難しくなったときには、最後の段階の「❸ともにいる」ことを大切にします。このように高齢者の段階に応じたケア目標をもつ必要があります。

［表1］〈ケアの3つの段階〉

❶ 回復を目指す
❷ 機能を保つ（悪化しないようにする）
❸ ともにいる（最期まで付き添う）

しかし、看護の現場では、高齢者の状態に合わせたケアというよりも、清潔にすることや栄養をとること、そして安全を優先してしまうのではないでしょうか。ですから、立てる人であってもベッドに寝た状態で清拭を行い、「動かないでください」と患者に懇願してしまいます。
　ベッドで清拭されるのは❸の段階（つまり、回復を目指すのでも、機能を保つのでもない段階）にある人たちですが、ベッド上で清拭されている患者は、本当にこの段階にある人たちなのでしょうか。
　ユマニチュードでは、立位を保つことができる人ならば、ベッドの柵につかまってもらい、立って清拭を行うことを推奨しています。そのほうが清拭をしやすいうえに、本人の筋肉を使うので筋力を維持する第2段階か、低下した筋力を回復する第1段階にあると評価することができます。リハビリテーションの時間を別に確保することも重要ですが、日々のケアのなかに看護師が主導するリハビリを組み込むことこそが大切なのです。

強制的なケアに気づく

　ただし、座ってもらうこと、立ってもらうことを無理強いしては、結果的に「強制的ケア」という意味合いをさらに強めてしまうことにつながります。無理強いしないためには、相手の意思を確認し（p145）、相手の力を使ってもらう技術も必要です。
　ユマニチュードでは強制しないことの大切さを学びます。
　例えば、清潔ケアのときにケアをする人は、患者の気持ちよさよりも患者をきれいにすることを意識しがちです。だから、肌を覆うものもないまま、肌寒いだろうと推測することもないままに、患者の腕をつかんで持ち上げたりしながら、素肌をごしごしこすってしまいます。
　このようにケアする人の意識が「清潔を保つこと」や「栄養をとること」に集中しすぎると、強制が生じやすくなり、認知機能が低下した人たちは懸命にそれを拒否しようとして、暴言や暴力として表現している可能性があります。
　ケアする人は悪気なく、というより相手のためを思って、清拭やおむつ交換を行います。でも、その人とかかわる目的が「清拭」や「おむつ交換」に集約されすぎると、患者は何をされるのかを理解できないまま、突然シーツをめくられ、おむつを開けられることになります。そのような状況では、驚いて叫ぶのは当然

の反応といえます。

　でもケアする人は、認知症の人に理解する力がないから、「おむつを換えます」と声をかけたことを理解できないと解釈してしまいがちです。認知症の人の立場で考えると、（あの人が来るといつも突然おむつを開いて、足が痛いのに無理やり足を開く）と感じるわけですから、「暴力をふるう人」と認識されるのです。「どうしてそんなことするの〜」という患者さんの叫び声を聞いたことがある看護師は少なくないと思いますが、まさしくそれが認知症の人の本心なのです。

　おむつ交換、清拭や入浴ケア、食事介助などすべてのかかわりが強制的に行われてしまうと、看護師や介護職員を見るだけで怒り出す人がいてもおかしくはないのです。だからこそ、清拭やおむつ交換などの日常ケアの場を患者との「かかわりの場」として意識して活用する感覚が必要です。

ある認知症患者の驚くべき変化

　日本のある病院でユマニチュードを取り入れたときの患者の変化を紹介しましょう。

　口腔内にカンジダ潰瘍があり、薬剤を塗布しなければならないA氏は、口腔内の処置のたびに叫んだり看護師をつねったりしていました。点滴や経管栄養を抜管する恐れがあるためミトン拘束が必要とされていました。マレスコッティ先生は口腔ケアを実施しようとしましたが、「嫌がることはできない」と言い、すぐには行いませんでした。マレスコッティ先生はA氏が眠るときに口を開けていることに気づき、寝ているときにそっと懐中電灯で口腔内を照らして状態を確認しました。そして寝ている間にそっと薬剤を塗ることを看護師に勧めたのです。

　さらに別のタイミングで、A氏の清拭をその病院の看護師と実施することにしました。A氏の認知機能は低下しているうえ、それまでの強制的なケアによって自らの殻にこもっている状態だったので、看護師の1人が本人とコミュニケーションをとり（この役割を「マスター看護師」と呼びます）、もう1人の看護師が黙ってケアをする（この役割を「黒衣」と呼びます）という手法を用いました。

　マスター看護師は、A氏の顔と20cmくらいのところまで自分の顔を近づけ、笑顔で名前を呼び、「目を開けてください」「私の目を見てください」と何度も伝えました。そしてA氏が目を開けて視線を合わせた瞬間を逃さず、自分の紹介をして「気持ちよくなってもらうためにお手伝いにきました」と伝えました。

これまでのケアでは、一瞬声をかけてすぐに処置を始めていたから、怖くて叫んでいたのでしょう。目を開けて、視線を合わせて説明を受けたとき、A氏は「あー、そう」と返事をして、看護師の手を握りました。このとき、褥瘡の処置も行ったのですが、A氏はマスター看護師の問いかけに集中しているので、強い拒否を示すような反応は認められませんでした。

　このようなケアを受けた後、ギャッジアップして、試しに食事を用意してみると、なんと会話ができたのです。看護師が「Aさんのためにフランスから先生が来てくださったんです」というと、「あーそう、ありがたいわねえ」と。そして看護師がフォークを渡して食事を勧めると、自らイチゴを食べました。看護師が食事介助をするときにも口を開けてくれました。さらに3日後には自力座位で自力で食事をとるようになり、経管栄養も拘束も外されました。

　本来、拘束が不要な人に対して、ケアのアプローチ方法がふさわしくなかったために拘束してしまっていた、という事例です。拘束せざるを得ないと判断されるような症状は、実は医療従事者が患者にとってよいと信じていたケアの実施方法によって引き起こされていたといえます。これはこの病院特有のものではなく、日本の多くの病院で起こっている現象なのではないでしょうか。

ユマニチュードの〈4つの柱〉

　ユマニチュードの基本となる〈4つの柱〉を [表2] に示しました。
　「なんだ、そんなことか！」と思う方も多いでしょう。ところが、実際にこの〈4つの柱〉に基づくテクニックを使用してみると、これまで一瞬視線を送っていただけで見つめてはいなかったこと、話しかけているつもりで途中から話しかける努力を忘れていたこと、相手に触れるときに相手がどう感じるかを十分に考えていなかったこと、相手が座れるか、立てるかをアセスメントすることすら十分

[表2] ユマニチュードの基本となる〈4つの柱〉

❶ 見つめること
❷ 話しかけること
❸ 触れること
❹ 立つこと

に行ってこなかったことに気づくのです。

〈見つめること〉と〈話しかける〉こと

　日々のケアの中で私たちはどれだけ患者さんのことを見つめているでしょう。実は「見る」ことはあっても「見つめて」はいないのです。

　看護の授業や実習で「患者さんの目を見て話しかけましょう」と習い、そうしているつもりでいます。でも、寝たきりで反応のない人と目を合わせるために、自分の立っている位置を変えていますか？　患者さんが斜め上を凝視している状態のとき、その視線をとらえにいきますか？「私は見ています」という人も、実は上から見下ろしていませんか？　さらに一瞬見て声をかけるだけで、相手の反応を確認することなくすぐにケアを始めていませんか？

　「これから〇〇しますね」と声かけはするものの、反応がないので話しかけ続けることはないのではないでしょうか。一言声をかけただけで患者さんへの声かけは終了し、その後は作業になってしまいやすいことに気づきましょう。例えば、経管栄養を始めるときも、ボトルを見ながら「ご飯ですよー」と話しかけていませんか？　そして、ちらっと患者さんを見ただけで、すぐに次の患者さんへと移動していませんか？

　「短い声かけ」と「短い視線の投げかけ」を行っただけでは、認知症の人は認識できていないことがあります。私たちとしては伝えたつもりでも、相手は全く気づいていない状況に陥ってしまっているのです。つまり、看護師として何度も声かけをしているつもりでも、相手が認識できる声かけになっていなければ、無視しているのと同じことになってしまいます。

　そして、寝たきり、もしくは座りきりにされている認知症の人たちは、自分に目が向けられず、話しかけてもらえない環境に長いあいだ放置され、自分の殻に閉じこもるようになります。なぜなら、見てもらえない、話しかけてもらえない状況は、存在そのものを否定されることであり、人間にとっては最も耐え難いことだからです。この人たちの中には、実は、聞こうと思えば私たちの話を聞き、話そうと思えば話せる人がいるはずです。毎日繰り返されるケアのたびに不快なことを無理やりされることを感じ、その屈辱に耐えるために、自分の殻にこもり、声をかけても反応しない可能性があることを理解しましょう。

〈見つめること〉の技術

　まず、何気ない視線がもつ意味を理解しましょう。上から見下ろすのは、強い立場にあることや侮蔑を、斜めからの視線は攻撃性を示します。一瞬で目をそらすのは自信のなさや逃げる姿勢を示し、距離をとるのは相手への否定的感情や軽蔑を示します。認知症の人たちは、ケアする人の視線、話し方、態度から相手が自分のことをどのように感じているかを感じ取ります。そして、感情記憶は保たれているため、相手がよい人か嫌な人かを判断するのではないでしょうか。

　だからこそ、認知症が進行している人に話しかけるときには、水平に、正面から、長い時間をかけて、相手の顔から20cmくらいの距離で話しかけることを推奨しています〈アイコンタクト〉[表3]。

　ジネスト先生は、同時に、「見つめないよりは見下されるほうがまだまし」と言います。誰からも見つめられないということは、その人が存在しないことを意味するからです。見ているつもりで、見つめてこなかったこれまでのかかわり方を振り返ると、無意識のうちに見下すよりもひどいことをしてきた自分に気づき、胸が詰まります。

　また、高齢者の中には視界の中の側面の情報は処理しにくい人がいます。隣に座っているときに横から声をかけたら驚かれたという経験はありませんか？　隣に座ってさっきまで話していたのだから相手は自分に気づいていると思いがちですが、さきほどまで会話していた場合であっても近時記憶の障害があればすぐに忘れてしまいますし、側面からの視覚的な情報は認識されにくいものです。このような人の場合には、いったん離れて正面からゆっくり笑顔で近づくと、驚かせないですみますし、意識を自分に向けてもらえるので、会話がスムーズにできることが多くなります。

[表3] やさしさを伝える視線の技術

❶ 垂直ではなく水平に
❷ 斜めからではなく正面から
❸ 一瞬ではなく、ある程度の時間
❹ 遠くからではなく近くから

〈話しかけること〉の技術

ユマニチュードの技術を用いて話しかけるときには、挨拶をしたあと、ポジティブな言葉を使いながらできるだけ話しかけ続けることが推奨されています。

「今日はとてもいいお顔をしておられますね」
「お肌がとてもきれいですね」
「すてきなお洋服ですね」

など、ご本人に関するポジティブな言葉を繰り返します。そして気分がよくなったところで自己紹介と要件を伝えます。清拭を嫌がる人の場合には、"身体を拭く"とか"きれいにする"という言葉を使わずに、

「私は△△と言います。○○さんにもっとよい気持ちになってもらえるよう、マッサージをしたいと思います」

などと、本人が嫌がらない言葉を選びます。不快なイメージを呼び起こさないように言葉を選ぶ必要があります。

看護師だから、毎回自己紹介をする必要はないと思っていませんか? 近時記憶の障害がある場合には、前回の訪室を記憶していない可能性があります。また、これまで無意識のうちに強制的なケアをしていた場合には、「この人は嫌なことをする人だ」と認識されている可能性もあります。だからこそ、自己紹介をしたうえで、これからすることを伝え、それは決して嫌なことではないというイメージを伝える必要があるのです。

ただし、ジネスト先生によれば、ユマニチュードを学び始めた看護師は誰でも、実際のケアに移るまでの時間が長すぎてしまう傾向があるとのことです。マッサージの声かけに対して、本人が「いいですねぇ」と回答したあとに話しかける時間が長すぎると、(いつ始まるんだろう)(何をするんだったっけ?)などと考えるようになるのか不安を強めてしまいます。ポジティブな声かけによって本人の同意を得られたらすぐにケアに移ることも、せっかく同意してくれた人を不安に陥れない技術です。

〈触れること〉の技術

これから行うケアについての同意を得られたら、次は相手に触れることになります。ここでは、自分の手が高齢者にどのように触れているか意識してみましょう。

脇の下を拭くときなど、腕をつかんで伸ばそうとしていませんか？　高齢者の身体を、ケアする人の思い通りに動かそうとするときには、腕をつかんでしまうものです。何をされるかわからない状態で突然腕をつかまれると、驚いたり恐怖を感じたりすることから、手を引っ込めようとします［図1］。

ケアする人の意識が"拭く"ことに集中すると、触れ方も強制的になりがちです。実は肘や肩の関節の拘縮は、私たちがアセスメントしているほど進行していない可能性があります。私たちが無理やり腕を引っ張るために、驚いた人は手を引っ込める可能性があり、このような動作を繰り返していると、触れられるたびに防御反応として手を引っ込める習慣がついてしまうかもしれません。本人にリラックスしてもらうことができれば、実はもっと腕が伸びる可能性があるのです。

ユマニチュードでは、「相手の腕をつかまない」ことが原則です。柔らかく触れる技術を学び、いったん触れたらケアが終わるまで、できるだけ身体のどこかに触れているようにするなどの細やかな配慮によって、認知症の人がリラックスしてケアを受けることができます［図2］。

認知症の人がリラックスして協力的になると、看護師が絶対に伸びないと思っていた拘縮した腕がゆっくり伸びることもあります。実習では何人もの患者さんの拘縮した腕が伸びて、脇の下をスムーズに清拭することができ、これまでの認識の甘さに衝撃を受けました。

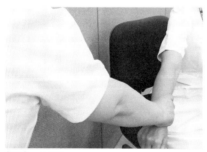

［図1］　つかむ
患者さんの血圧をはかる際に、腕をつかんでいませんか？　日常生活においては、誰かに腕を「つかまれること」は、叱られたり、連行されたりするような、きわめてネガティブな状況です。私たちの無意識な動作が、相手に否定的なメッセージを送っている可能性があります。

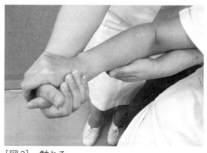

［図2］　触れる
患者さんに触れるときには、下から相手を支えます。相手をつかむことのないよう、親指の位置に注意が必要です。立位保持の際には、自分の親指を相手の手のひらの中におさめ、しっかりと支えます。

〈立つこと〉の技術

　ジネスト先生らは、立つことと歩くことの重要性を訴えています。〈ケアの3つの段階〉のところでも示しましたが、立ったり歩いたりできる人にそうさせないケアは、実は本人の健康を妨げることになります。

　立つこと、歩くことを安全に行ってもらうための技術は数多くあります。ジネスト先生らは、まず寝たきりにされている人のベッド上での清拭場面で、歩く機能が保持されているかを確認します。そして実践的なケア技術を用いることにより、認知症の人に再び立って歩くチャンスをもたらしています。

　日本の病院でも、看護師が立てないだろうとアセスメントした何人もの患者に対して、ジネスト先生らは「この人は立てる」「この人なら歩ける」とアセスメントし、実際に、その人たちは再度立って、歩くことができました。実習を行った病棟の廊下の窓から富士山が見えたので、「富士山を見に行ってみましょう」と声をかけるとモチベーションが高まるようでした。ジネスト氏はこれをみて「富士山療法」と名付けていました。脳血管障害で入院したもののそれまでリハビリテーションを拒否していた男性は、ユマニチュードを用いて立つこと、歩くことを試したあとで、「これなら痛くないからできる。いままでのは痛くてやりたくなかった」と教えてくれました。

　立つ技術については細かいテクニックを組み合わせて行うため、患者の安全確保のために、研修に参加して技術を習得したうえで実施してください。

組織全体でユマニチュードを理解する必要性

　「ゆっくり見つめて語りかけたり、ベッド上で清拭していた人に立ってもらったりすると、ケアの時間が長くなるから職員を増やさなければならないのではないか」という疑問が湧いてくるのではないでしょうか。これは、研修に先立って医療施設の管理者から多く寄せられる質問の1つです。

　しかし、実際のところ、ケアを拒否して実施までに多くの時間を費やさざるを得なかった患者が、このメソッドによって穏やかにケアを受け入れるようになるため、ケアに要する時間は短縮されることが、多くの医療機関で経験されています。

　ここで必要になるのは職員への教育です。フランスでは、施設にユマニチュードが導入されることが決定した場合には、基本的にその組織の全員が教育の対象

となります。病院であれば、管理者、医師、看護師、理学療法士、作業療法士、看護助手、調理師、掃除をする人……患者さんにかかわるすべての人が対象です。

　調理師も？　掃除をする人も？　と驚かれるかもしれませんが、あらゆるスタッフに高齢者の置かれている現状を知ってもらうことによって、組織全体の協力体制がつくりやすくなるのです。

　研修中に見た、フランスで撮影された映像の内容を紹介しましょう。

　認知症の利用者に、食べ物に触れるけれども口に運ばない人がいました。トマトの上のバジルソースをフォークでしばらくつついたあと、フォークを置いてしまいました。もしかするとバジルを虫と誤認しているのではないかとアセスメントして、調理師に「トマトだけでだしてほしい」と伝えたところ、すぐに対応してくれました。何もかかっていないトマトを出すと、あっという間にトマトを食べ終わってしまいました。

　このように認知症の人が困らないで食事ができるようにするためには、調理する人の協力も必要なのです。ジネスト先生は、「みんなお腹はすいているのです。でも何かの理由で食べられない。食べることはとても大切だから、協力してくれる調理師が必要なのです」と指摘しました。

　病院や施設の規模や体制によっては、難しい部分もあると思います。ただ、自分たちがユマニチュードの効果を実感できたら、看護師だけの研修にとどまらず、組織内に広げるような取り組みにつなげていけるとよいと思います。

『訪問看護と介護』2015年4月号掲載

最も困難なケースにこそ活用できる技術

伊東美緒
東京都健康長寿医療センター研究所「福祉と生活ケア研究チーム」研究員／
ジネスト・マレスコッティ研究所日本支部／看護師

ユマニチュード不要論

「認知症ケアに取り組んでおられるのでしたら、ジネスト先生が次に来日されたときに、関心のある看護師さんたちと勉強会をするので、伊東さんも来てみませんか？」と本田美和子医師が招待くださり、私はユマニチュードへの第一歩を踏み出しました。

私も思った「また欧米？」

ところが私は、この頃すでに「もう欧米の手法を日本に取り込む必要はないのではないか」と感じ始めていました。欧米の考え方や手法を日本に当てはめることの限界を感じていたのです。それに、介護施設での認知症ケアについて観察調査を中心に取り組んできた中で、介護職や看護師の素晴らしいケアをたくさん見てきました。

ところが、多数の利用者・患者を同時に見守りながら、少数で懸命にケアする介護職・看護師を対象とした「ケアのあり方」への批判が、同職種間にも他職種間にも氾濫しています。「介護職や看護師は、もっと1人ひとりを丁寧にみるべきだ」などと、基本的に1対1でかかわることができる職種や立場の方に言われると、「多対多でかかわらざるをえない苦労はわからないでしょうね」と看護師としては苛立つことがあります。1対1で集中してかかわれるなら、その時間は自分の価値観に基づいて目の前の人だけに合わせた方法を考えることができます。しかし多対多の関係性のなかでは、職員同士の価値観のぶつかり合いをも感じながら、他の利用者・患者が危険な状況にないかを確認し、同時に何人ものケアを行わなければならないのです。

このように大変な状況にもかかわらず、一生懸命に利用者・患者のことを考え、とても感動的なケアをしておられる方がいます。その素晴らしいケアは言語化されることが少なく、○○さんがかかわるとなんとなく認知症の方が落ち着くかも……ととらえられる程度ですから、日本ならではのよいケアは広がってきませんでした。

　一方で、批判だけは言語化され、さまざまなかたちで介護職・看護師に伝えられます。そのために疲弊し、離職してしまう素晴らしい職員も少なくないのです。ですから私は、目立つことなく素晴らしいケアを行っている人の、認知症の方との関係性を描写することで、日本そしてアジアの認知症ケアを提示できると考えていました。

私も思った「当たり前じゃん！」「現場じゃ使えん！」

　欧米の手法への違和感を抱きながらの勉強会への参加ですから、私の態度は相当失礼であったと思います。1つひとつの説明に納得できないのです。

　ユマニチュードの核である「人とは何か」「ケアする人とは何か」という哲学的な説明も、〈見る〉〈話す〉〈触れる〉〈立つ（ことの支援）〉という4つの柱[*1]も、「そんなのは当たり前」と感じました。ケアする相手への近づき方から離れ方までを示した〈心をつかむ5つのステップ〉（p66）という技法の必要性を理解するのには、2年間もかかりました！

　臨床で働く看護師の多くは、病棟で試してみるなかで、感覚的に有用性を理解して吸収されましたが、私は「そんなの当たり前だと思う」「30人も利用者・患者がいたら、そんなの実践では無理」と、自分は研究者で実践の場にいないくせに、ジネスト先生にしつこく意見をぶつけていました。

　一方、病棟実習で生じる認知症の方の変化に衝撃を受け、しかし何がその変化を起こしているのか、説明する言葉が見つからない混沌とした時期がしばらく続きました。

でもユマニチュードは何かが違った

　そんな私に対して、ジネスト先生の反応はいつも冷静でした。どこの国でも、同じような反応があったというのです。反発を感じながらも理解しようと、継続して努力しに来てくれるのがうれしいと言っていただいたこともあります。もし

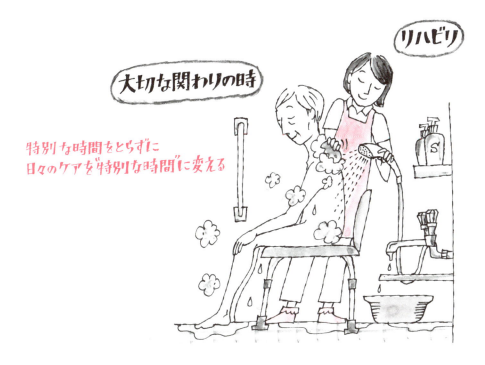

　私なら「私の考えを批判ばかりするのなら、そういう人には興味をもっていただかなくてけっこう！」と拒絶するところを、ジネスト先生は慣れた様子で対応されていることにもユマニチュードの真髄を感じました。
　反感をもちながらもユマニチュードから離れられなかった理由は、次の3点です。
❶ 絶対に行わなければならないケアに際して用いるものである
❷ 排泄・入浴ケアに際して激しいBPSD（行動・心理症状）を起こしている人に対するケアのヒントを与えてくれる
❸ 技術が明文化されており、認知症の方にケアを拒否されたときも自分自身が否定されたととらえなくてもよい

ケアの意味を拡張もする
　「認知症ケア」については、国内外で議論されてきました。さまざまな理論や考え方が提案されていますが、「認知症の方を尊重する」という点では一致しており、その表現の仕方が異なるといったところでしょうか。私も介護施設で、自

分が考案したプログラム*2をはじめ、いろいろな手法を試してみました。でも介護職や看護師が、日々のケアのなかに特別なプログラムを追加するのは難しく、試みても長続きはしませんでした。

　しかしユマニチュードは、絶対に行わなければならないケアの中で用います。とくに清潔ケア（入浴・清拭）は長い時間を一緒に過ごすので、この機会を"清潔"だけに集中せず、「大切なかかわりの時間」としてユマニチュードの技術を用います。また、座れる人は座位で、立てる人は立位を時おり混ぜながら清拭・シャワー・入浴を行います。こうすることで、本人がもつ機能を用いたリハビリテーションも兼ねることもできます。

　ストレッチャーバスを用いて全介助のケアを行っていた人のなかには、ユマニチュードの技術を用いて座位でシャワー浴を行ったところ、落ち着いてケアを受け「怖くて怖くて、泣いてたの。今は、泣かずに笑っていられる」と語られた方がいます。周囲の状況を理解できず、怖くて泣き叫ばざるをえなかった認知症の方に対して、私たちがユマニチュードの技術を学ぶことで、心地よい清潔ケアを提供できる可能性があるのです。

「とりあえず真似る」ことからスタートできる

　また、ユマニチュードでは、ケアの技術が詳細に明文化されています。

　そのなかには「3秒」「40秒」「3分」「7割」などの微妙な表現があり、最初、私は「その数値の根拠は何ですか？」と問うていました。その多くは基本的にジネスト先生と、もう1人のユマニチュードの創始者ロゼット・マレスコッティ先生の40年以上の経験から導き出されたもので、文献を用いて説明できるものは少ないのです。経験に基づく数値を信じてよいのだろうか……という疑問を抱く時期もありました。

　しかし、実際に認知症の方にユマニチュードの技術を用いたケアを試みるうちに、こう思うようになったのです。

「『実践者』が学ぶ際には、科学的根拠に基づく厳密な数値が必要なのではなく、ジネスト氏らの経験に基づくある程度の『目安』が提示されていることが大切なのだ」と。利用者・患者によって状況が異なるのは、当たり前です。だからこそ、ある程度の目安を提示されることで、いったんそれを試してみることができます。そしてさらに、基準よりも長くするか短くするかを相手に合わせて判断すればよ

いのです。

　つまり、ある程度の目安として提示された数値は、ケアする人の「ものさし」になります。ケアに拒否的な態度を示す人などに接するきっかけとして、このものさしを基準に「とりあえず真似る」ことで、新たなアプローチ手法を実施することができるようになります。

「感情」を損ねない〈3分ルール〉

　さらに、3分以内に合意を得られなければ、いったん諦めるという「ルール」があります。初めは、「そんなこと言ってたら、仕事が終わらない！」と訴えました。不信感をもちながら実際にやってみると、3分で合意を得られなければ退室するというルールに合わせて、私は退室するしかありません。「ごめんなさい。お邪魔しました。少ししたら、また来ますね」と言って。「もう来なくていいから！」と言われることもありますが、「行く」と言った以上はまた行きます。すると不思議なことに、ユマニチュードの技術を用いて数回アプローチを繰り返すうち、なんとなくうまくケアに移れることがあるのです。

　このルールなしにかかわっていると、しつこい声かけを相手が怒り出すまで続けることが多くなります。そうすると「嫌な人」という感情記憶が残り、毎回拒否されることになるのではないでしょうか。しかし、ルールに従うと、3分以内に合意を得られなければ、相手の意向に合わせるかたちで退室することになります。このルールによって嫌な感情記憶を残さず、もしくは「『嫌だ』という気持ちを受け入れてくれた人」という、よい感情記憶を残すことにつながり、次の訪問時のケアを円滑にしているのかもしれません。

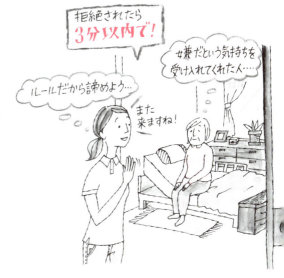

ケアする人も救う「あくまで技術の問題だ」

　同時に、ケアする側も「3分でダメだったから、いったん引き下がろう」とか、「怒らせちゃったけど、さっきの声かけは長すぎたかな。それとも、口調が強かったかな」といった具合に、「技術の問題」として素直に反省できます。「また怒られた。あの人は、私のことが気に入らないんだ」とか、「こんなにいろいろしてあげてるのに、なんでいつも怒鳴られるの？」と感情的にとらえてしまうと、精神的に疲弊してしまいます。しかし、あくまで技術の問題ととらえれば、感情を傷つけられる必要がありませんから、バーンアウトを避けることも可能かもしれません。ユマニチュードを導入したフランスの介護施設では、実際に職員の離職率が低下したと報告されています。

　認知症などによってケアが難しい方に接するときに必要なのは、「適性ではなく技術である」と明言されていることで、ケアする側もまた救われるのではないでしょうか。

激しい症状にもケアのヒントを

　私は、「ユマニチュード信者」ではありません。信じているのではなく、「実用性」を認識しているだけです。理論的な説明のなかには、まだ理解できないものもあります。ただ、ケアの実践を変えていくためには、実践に活用できそうなものを理解する努力をし続けなければならないと思っています。

　「これまでもやってきた」「当たり前のこと」「すでに十分教えてある」というお言葉を少なからず頂戴しました。私は、これまで行ってきた方法で激しい症状をもつ認知症の方に落ち着いていただけるのであれば、ユマニチュードは必要ないと思っています。懸命にケアしているのに、激しい症状に直面して疲弊している実践者が何らかのヒントを求めるのであれば、ユマニチュードを含む有用だと思える考え方や方法に関心を向け、紹介したいと考えています。

ユマニチュードのシークエンス

　前述の〈3分ルール〉は、ユマニチュードの中心的技法である〈心をつかむ5つのステップ〉の1つです。この〈5つのステップ〉は、ユマニチュードの〈シークエンス〉（ひとまとまりのケア行為における意味のある分節とその手順）といえるものです。

「しているつもり」のケア

「しているつもり」のケアVS〈5つのステップ〉

「おむつ交換」を例に説明してみましょう。まず、おむつ交換を行なうときのよくあるパターンです。

「しているつもり」のケア

❶「失礼します！」と声をかけて、すぐに近づき認知症の方を見る。
❷「○○さん、おむつ交換です」と言いながら、布団をめくる。
❸「ズボン下げますね！」と言いながら、ズボンを下げる。
❹ このあたりで「やめろー！」と拒否的な態度が現われる……。

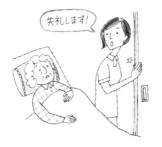

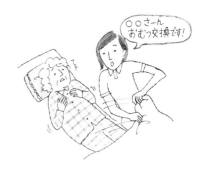

この一連のケアでは一見、ユマニチュードが重視する〈4つの柱〉のうち〈見る〉〈話す〉〈触れる〉が行われているように見えます。にもかからず、なぜ拒否的態度が現われるのでしょうか？

まず〈見る〉〈話す〉〈触れる〉については、相手に伝わるかたちでアプローチできていません。そうしているつもりでも、実際には相手に届いていないのです。さらには、認知機能や感覚機能が低下した人が安心してケアを受けられるステップを踏んでいません。

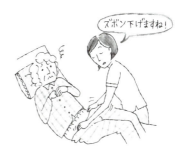

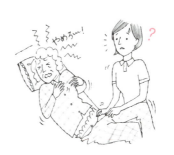

ユマニチュードの〈心をつかむ5つのステップ〉は、次のとおりです。

> ❶ 出会いの準備（相手に近づくまで）
> ❷ ケアの準備（ケアを始めるまで）
> ❸ 知覚の連結（ケアの最中）
> ❹ 感情の固定（ケア終了後）
> ❺ 再会の約束（離れるとき）

「おむつ交換」の5ステップ

「おむつ交換」の例を、〈5つのステップ〉に則って行うとこうなります。

❶ ノック（3回ノック→3秒待つ→3回ノック→3秒待つ→1回ノック）。返事があった時点でノックをやめて、目を合わせられる位置から近づき、声をかける。

❷ まず自分が名乗ってから、「○○さんとお話ししたいなと思って来たんですけど、いいですか」と聞く（最初から「おむつ交換に来た」とは言わない）。〈見る〉〈話す〉〈触れる〉のすべてを駆使する。拒否的でないことを確認し、「よかった！ うれしいです」など、こちらの喜びを表現してから、「せっかくだから、おむつでも換えてさっぱりしましょうか」とケアの話に移る（ここで3分以内に同意を得られなければ、❺の再会の約束をして、いったん去ることが大事）。

❸ ケアの最中は、〈見る〉〈話す〉〈触れる〉の技術を少なくとも2つは同時に

ユマニチュードの〈心をつかむ5つのステップ〉

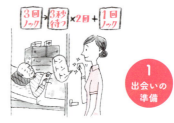

1 出会いの準備

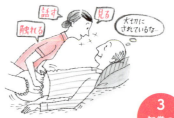

2 ケアの準備

〈見る〉〈話す〉〈触れる〉をすべて使う

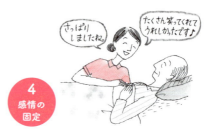

3 知覚の連結

〈見る〉〈話す〉〈触れる〉のうち少なくとも2つは同時に使う

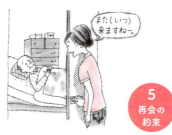

4 感情の固定

5 再会の約束

〈3分ルール〉
3分以内に同意が得られなければステップ5へ
3分以内に同意が得られなければ、いったん諦めよう

用いて、相手が「大切にされている」と感じるように実施する。また、腰を上げるなど、どんな小さなことでも、自分でできることは自分でやってもらい、本人の機能を使うことを意識する。

❹ ケアが終了したら、「さっぱりしましたね。今日は、○○さんがたくさん笑ってくれたから、私もうれしかったです」などとポジティブにケアを評価したうえで、ケアする側の「うれしい」「楽しい」といった感情を表現する。

❺ 「またお昼ごろ来ますね」などと、また来る人であることを伝えて退室する。

ユマニチュードは時間がかかる?

前述のように文章で説明すると長くなるので、「そんな時間はない!」と思われることでしょう。

私も、❶のノック1つだけでも「しつこいなあ」「時間がかかりすぎて、ケアが進まない」「30人いたら、何分かかるんだろう?」と思いました。でも慣れてくれば、❶❷❹❺はそれぞれたいてい1～2分で終わります。

その時間を惜しんで効率的にケアしようとして、20分拒否的な態度と格闘するのと、どちらが賢明か考えていただければと思います。詳しくは書き切れませんが、しつこく思えるノックにも、相手の覚醒水準を徐々に高めていくという、確実にそれを必要とする理由があるのです*1。

必然的に「伝わりづらい環境」だから

介護施設や病院でがんばっておられる介護職や看護師の仕事は、煩雑な業務に追われながらの仕事ですから、ゆっくり立ち止まって1人のケアを考えるのが難しい状況にあります。一方で、訪問看護・介護の場合は1対1のケアを提供できるのですが、短時間で多くのケアをこなさなければなりません。

つまり、どちらも業務と時間に追われる中で、規定されたケア内容をこなさなければならず、絶えず切迫感・多忙感を抱きながら仕事をすることになります。これらの感覚によって、私たちは急いでケアをせざるを得ないからこそ、顔を見て、名前を呼び、ケア内容を伝えるという「ケアを始める前の動作」が早すぎたり距離が遠すぎたりして、認知機能や感覚機能が低下した人には伝わっていないという事態を引き起こしています。

これは個人の問題ではありません。やらねばならない仕事(業務)を時間内にこ

なすことを意識しなければならない場では、自然に起こりうる行動なのです。だからこそ、1つひとつのかかわりのポイントを意識することが大切になります。

日本人には近すぎる?

　1つひとつのかかわりにおいて意識すべきポイントの1つに、「近くから相手の視線をとらえる〈アイコンタクト〉」というものがあります。

反応がない人の目を見て話しかけても意味はない?

　私は、観察調査という誰よりも時間に恵まれた仕事をしてきました。徘徊や暴言・暴力の認められる方々の症状を「関係性」から読み解く努力をしてきたのですが[*3]、話しかけても反応のない人に〈近くから相手の視線をとらえる〉ことなどは、まったく思いつきもしませんでした。もともと相手の目を直視しながら話すほうではないので、まるで相手の視線をつかみにいくようなユマニチュードの〈見る〉技術を見せられたとき、「さすがに近すぎるでしょう……」と躊躇しました。家族などごく親しい間柄でも、日本人なら少々たじろくような距離感だったからです。

〈目が合ったら2秒ルール〉

　しかし病棟実習で、マレスコッティ先生と一緒に清拭のケアに入り、〈近くから視線をとらえる役（2人組のケアにおけるマスター役）〉を担当したときのことです。斜め上を向いたまま視線が固まり、どんなに覗き込んでも焦点が合わない患者さんで、「さすがに、この人には私が言っていることが伝わらないのでは?」と思いながら、技術を真似ていました。ところが、肩をさすりながら「私の目を見てください」と何度も繰り返したとき、突然眼振が起こり、私の目をとらえてくれました。

　衝撃のあまり、目を見開いてアワアワしていると、マレスコッティ先生が「すぐに話しかけて！　無言で見られていると怖いから」と言いました。「あ、そうだ。〈目が合ったら、2秒以内に話しかける〉という技術もあった。あれは、このことだったのか……」と思い出し、話しかけてみると、少しずつ言葉を発してくれるようになりました。

認知・感覚機能が低下している人には近づかなければ届かない

この変化は、視線が合わなければ起こらないものです。私がいくら相手を見ているつもりでも、相手が私を見ようとしない限りは相手には私のことが見えていないのです。つまり、どんなに近くにいても、相手にとって私は存在しておらず、どんなに声をかけても、その声は雑音でしかない……。そういう状況なのでしょう。

ここで強調したいのは、日本人だからこそ、その文化に合わせて対応すると、認知機能や感覚機能が低下している人に届くようなアプローチができない可能性です。「文化に合わないから」と私たちが近づくことをためらうことで、自分の殻に閉じこもらざるを得ない高齢者をどれだけ増やしてしまっているか、ということに気づかなければいけないと今は確信しています。

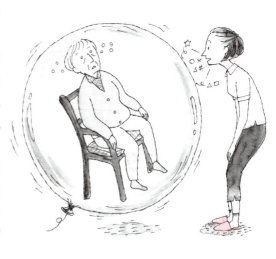

認知症の方にとってあなたは存在していない……

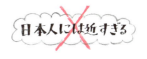

日本人には近すぎる

これからのユマニチュード

ユマニチュードの簡単な講義を受けた学生が、グループホームに実習に行って、〈見る〉〈話す〉〈触れる〉の3つの技術をがんばって使ってくれました。そのときの学生からの報告は、「認知症の方の反応は確実に増えたのに、近すぎて気持ち悪い、ベタベタしすぎ……と職員さんに注意されました」というものでした。これは、学生でなくても起こり得ます。まわりの目が気になって十分に取り組めないところがあるのです。

「1人」の限界を超えるためには組織ぐるみで

前述のように、ユマニチュードの技術には自分1人で取り組めるものもありま

す。でも、1人では限界があるのも事実です。

　多くの介護施設や病院から、「ユマニチュードを導入したい」と連絡をいただいています。ただ、「導入」というからには、全職員がユマニチュードについて学ぶ機会が必要です。人によって異なるかかわり方が混乱を引き起こすこともあるからです。

　組織的な取り組みを行うには、必ず組織全体で考え方を共有することが大切です。ユマニチュード発祥の地フランスでは、その施設や病院に勤務するあらゆる職種を含めた全員がこの手法を学ぶことを「導入」と呼び、限界を生じさせないためにとても大切なこととされています。実際に、高齢者にとって必要と考えられるなら、入浴の順番やケアの仕方など、組織全体の「決まりごと」を変える必要があり、全員が同じ方向を向いてケア方針を考えなければ、こうした大規模な改革はできません。

そして、さらには地域ぐるみで

　さらに今後は、地域ぐるみの取り組みも必要とされます。認知症の方の生活の場は、介護施設・病院も含めた「地域」です。

　生活背景や認知症の症状、ほかの疾患などの理由により、生活の場は変わります。局所的にはよいケアがなされていても、その場を一歩出た瞬間に認知症の方がおびやかされれば、症状の悪化を招いてしまいます。

　福岡市では、地域の病院・施設の専門職や家族介護者に、ユマニチュードの基本的な考え方やテクニックを学んでもらうことの効果を検証する取り組みを行っています。

『訪問看護と介護』2015年4月号掲載

文献
[1] 本田美和子, イヴ・ジネスト, ロゼット・マレスコッティ：ユマニチュード入門, 医学書院, 2014.
[2] 伊東美緒：認知症の方の想いを探る――認知症状を関係性から読み解く, 混乱期にお勧めの寄り道散歩プログラム, 96-102, 公益財団法人介護労働安定センター, 2014.
[3] 伊東美緒, 他：不同意メッセージへの気づき――介護職員とのかかわりの中で出現する認知症の行動・心理症状の回避に向けたケア, 日本老年看護学会誌, 15(1), 5-12, 2011.

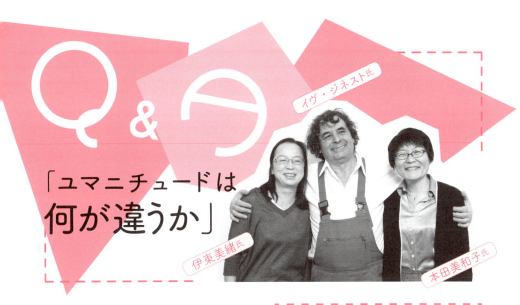

Q&A

「ユマニチュードは何が違うか」

イヴ・ジネスト氏
伊東美緒氏
本田美和子氏

ユマニチュードについて、
素朴な疑問・悩みに
真正面からお答えいただきました。
当初は、
認知症の方にかみつかれたり
叩かれたりもした
創始者イヴさんが
「患者さんがケアを拒否するには
何か理由があるはずだ」と
35年にわたって
探究してきたユマニチュードは
まさに「道」。
日本の専門職のケアへの姿勢に
感銘を受けてやまないイヴさんと、
あなたも「ユマニチュ一道」を
究めてみませんか？

Q1

ユマニチュードって、
当たり前のことじゃないですか？
そのほかの認知症ケアメソッドと
同じようなことを言っていますよね？
ズバリ！ 何が違うのでしょう？

Don't Stop! Move!

イヴ 第一に、私も、もう1人の創始者ロゼットも、「体育教師」です。看護師でも介護職でもありません。つまり、そもそも私たちのバックグラウンドは、医療や介護の世界の文化や考え方とまったく違っています。医療職や介護職の皆さんは、患者さんに「動かないで。も

うすぐ終わるから」とよく言いませんか？

医療・介護の伝統的な文化において、「よい患者さん」というのは動かない人、フラフラどこかへ行ってしまわない人、ケアをされるがままに受け入れる人なのです。それに対して、私は体育教師ですから、「止まらないで！動き続けろ！」と言います。動く＝生きること、不動＝死であるからです。もし、あなたの腕を縛って動かないようにしたら、数週間のうちに筋肉が落ち、骨はカルシウムを失って、関節は固まってしまうでしょう。不動にすれば、健康は退化してしまうのです。

ですから、35年前に病院に足を踏み入れたときは、ものすごいカルチャーショックを受けました。

例えば清拭は、世界的に「ベッド上」で行われます。これは「不動の清拭」です。日本でも、私が出会った患者さんは、ほぼ全員が毎日ベッドで清拭を受けていましたが、その多くは立って清拭できる状態でした。私たちは、本来「健康省」のために働かなくてはいけないのに、気づけば「病気省」のために働いてしまっているようにすら思えます。

いことをしてさしあげる」ことが大事だと教育されてきました。ですから、ユマニチュードの「害になることをしない」という考え方によって、これまで考えたことのなかった観点から「健康」を考えることになりました。

以前から、たとえば「歩く」のが大事であることはわかってはいました。でも、「歩かせない」のが、その人の力を奪うと意識することは少なかったと思うんです。「害になることをしない」ということを常に念頭に、ケアの内容を選択していくのがユマニチュードです。

イヴ　その結果として「よいことをする」わけです。

本田　そうですね。ですから、まずゴール設定が重要なのです。ユマニチュードでなくても「よいこと」ができているケースはたくさんあります。それらと、ユマニチュードは決して対立しません。そのほかの認知症ケアメソッドとも、ゴールをともにしながら併用していけると可能性が広がっていくと思います。

最も激しい拒絶に対応できる

「する」のではなく「しない」

本田　補足しますと、ケアのゴール設定（Q2）が、大きく違っています。私たちは、何か「よ

伊東　私は介護施設での認知症ケアについて観察研究を行ってきましたが、ときどき本当に激しく入浴を拒絶される方がいます。ユマニチュードを学び、その技法を見よう見まねで用いてみると、そういう方でもお風呂に入ってい

ただくことができました。実践者が最も困っていることにこそ、ヒントを与えてくれるんです（p59）。

> **Q2**
> まさか害するつもりはなく、
> 患者さんのためにしていることばかりです。
> それでも拒絶されてしまうのは、なぜですか？

何げなく
やっていることにも
「方法論」がある

イヴ ユマニチュードには400以上の技法があります。『ユマニチュード入門』*¹で紹介できたのは、その一握りにすぎません。それぞれの技術を具体的に言語化し、いつ、どの技術を用いるのか、という評価方法も含めて誰でも身につけられるよう研修のプログラムをつくりました。ユマニチュードを施設に導入するための認定制度の仕組みもつくられています（p197）。

もちろん、「患者さんのため」を思うのはよいことです。実際、日本の看護師さんは本当にやさしいです。世界に類を見ないほど、熱心で思いやりがあります。それに、少し教えただけで、みるみる技術を身につけていきました。普通なら3日かけても難しい内容だったのに、たった半日でね。よほど特別な看護師さんたちかと思ったら、ごくごく普通の看護師だというので、日本の看護師さんの質の高さに驚きまし

た。

でも、これほど優秀な看護師さんたちでも、それまで患者さんに拒絶されていたということは、やはり何か違ったのです。

患者さんのほうを眺めてはいるのですが、その視線の先はケアを行う部位であって、コミュニケーションを確立させるための〈見る〉ではなかったのです。ユマニチュードを学んだあとには、同じケアをする間に見る時間が20倍以上に延びたんですよ。

時間だけではありません。ただ見ればいいというわけではないんです。本当に〈見る〉には方法論（アイコンタクト、p68）があって、それを確実に実践するにはトレーニングが必要です。

伊東 でも、〈見る〉〈話す〉〈触れる〉については「もう、やってます」と言われることが、とくに多いですよね。

イヴ それは「しているつもり」（p65）にすぎないのかもしれません。だって、太ももを洗いながら、目を見るってけっこう難しいでしょ（笑）。気を抜けば、自分の手を見つめながらケアすることになるのが普通なのです。ですから、とくにケアが困難な患者さんには、2人組のケア（マスターと黒衣、p51）をします。

日本でも、強く拒絶する患者さんを2人がかりでケアするところを見ましたが、たとえば清拭に際して、上半身と下半身、右と左、といった身体の部分をそれぞれ分担していることが多かったですね。ただ複数人でやればいいというものではなくて、その分担に意味をもたせる

必要があります。「コミュニケーションをする人」と「実際に手を動かして身体を拭く人」といった分担です。そのときに、いずれもが「相手を大切にしている」というメッセージを、調和をもって伝えることが重要です。

具体的には、2人のうち1人は〈マスター役〉として、〈見る〉〈話す〉〈触れる〉の技術を駆使し、患者さんとの「関係づくり」に集中します。とにかく、その患者さんの注意を惹きつける役になるんです。もう1人は黒衣に徹し、身体を洗ったりおむつを換えたり、実際のケアを行っていきます。

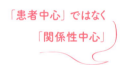

イヴ　歴史的にみると、かつては「病気中心のケア」が行われていました。しかし今は、世界的に「患者中心のケア」が唱えられるようになっています。これは、革命的なことでした。悪くない考え方です。

しかし実際には、「患者中心主義」は機能していないように思えます。なぜなのでしょう？

その理由の1つは、歴史的にある医療・介護の暗黙のルールです。たとえば私が高齢者で、自分の犬を連れて入所しようとしたら困りますよね。「あなたを中心に考えています」と口では言っても、現実的にはできないのです。

もう1つ、患者さんのためにと重視される「安全」の問題もあります。患者さんの安全を第一に考えて、「縛る」という選択肢をとることもあるのですが、それは、実際には「患者さんのため」にはなりません。スローガンだけでは、「患者中心」は実現できないのです。

ですから、ユマニチュードでは、「患者中心」を唱えません。では、代わりに何を中心に据えているのか。それは〈関係性〉です。

たとえば、美緒さん（看護師）が与えようとする食事を患者さんが拒否します。すると美和子さん（医師）が、摂食不良として鼻にチューブを挿入します。認知症の患者さんが、そのチューブを抜こうとするので、拘束しました。不動にすることで、患者さんは健康を退化させる危険にさらされています。……これでは、よい関係が築けるはずもないですよね。

でも、もし、そもそも美緒さんとの関係性がよければ、患者さんは食事をするし、薬も飲むし、ケアを拒否したりはしないのです。そうして「健康」を回復していくわけです。健康は、よい関係性のもとに成り立ちます。患者さんの健康な部分が、ケアする人のプロフェッショナリズムを使うことができて初めて回復できるのです。

では、「健康」とは何でしょう？　治らない病気もあるなかで、それでも患者さん、すなわち「人間」にとって最も大切なことは何でしょうか？

それは、よい〈関係性〉そのものにあります。人間は、「他者」と関係をもたねば存在できないからです。他者の認知・認識、愛情とやさしさ……さまざまな条件が整って初めて維持

される〈関係性〉を基盤に、互いの「人間性」を回復すること。これが、ユマニチュードの哲学であり、ゴールです。

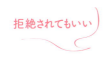
拒絶されてもいい

伊東 よい関係性を維持するために、ユマニチュードには〈3分以内に合意を得られなければ、いったん諦める〉というルールがあります（p63）。私ももちろんそうですが、看護師はしつこく声をかけてしまいますよね（笑）。やらねばならないケアに追われて、しつこくケアを強要してしまう。でも、3分間でケアについての同意を得られなければ、いったん退くというのがルールなら従わざるをえませんし、「あきらめ」ではなく拒絶に対応する「技術」として考えることもできます。

「そのときにどうしてもやらねばならないケア」もあると思われるかもしれませんが、実は、患者さんにとって「今、どうしてもやらなければいけないこと」って、すごく限られているんじゃないかと思うんです。「今やっちゃえたら（私が）楽だなあ」というケアする側にとっての効率性を求めて、拒絶されているのにしつこくがんばって、〈関係性〉を壊すばかりか、かえって効率の悪いことになってしまっているのが実状かと思います。

イヴ そうです。たとえば、おむつ交換の時間だからと寝ている患者さんを起こしてはいけません。記憶障害を起こさせ、認知症を悪化させてしまいます。患者さんに合わせてケアの手順を変えねばならないのです。

強制ケアは、絶対しない。患者さんを害することになるからです。私は「患者さんの健康を害するために働いている」と言う看護師さんには1人も会ったことはありません。なのに、なぜ強制ケアをやめられないのか。それをしないで済むような「知恵」と「技術」を知らないだけなのです。私も35年前は知らなくて、患者さんに引っかかれたこともたくさんありました。

「技術」あっての心です

本田 やさしい気持ちをもって仕事をしている人が大半なのに、それがうまく伝わらなくてつらい思いをしている人が少なくありません。伝え方を知らないことが、その原因です。

ユマニチュードは、やさしさをうまく伝える「技術」です。裏を返せば、その技術さえしっかり身につければ、たとえやさしい気持ちはなくてもプロにはなれる（笑）。でも、よい〈関係性〉を続けるうちに、自然と互いに気持ちも深まっていくことを経験しています。

> **Q3**
> 立つことが「患者さんのため」になるのもわかるのですが、転んでしまっては患者さんのためにならないのでは？

問題は「骨折」である

イヴ 〈立つ〉ことは「人間性」の基本ですから（p56）、「転倒予防」を過剰に重視するのは、やはりケアのゴールと矛盾します。転倒を回避することをゴールにしてはいけないのです。もちろん（歩いても）転ばないにこしたことはありませんし、転倒して大事故になるのは防がなければなりませんが、実は「転倒」自体を回避する必要はないのです。

なぜなら、危険なのは転倒ではなく「骨折」なのです。大腿骨頸部骨折を起こした高齢女性の18％が、高齢男性では36％が1年以内に亡くなります*2。拘束されている人は、されていない人と比較して、転倒・転落によって重傷となる割合は3.4倍、骨折は5倍も高いという報告もあります*3。ですから今、世界中が患者を拘束しない傾向にあるわけです。

ベッドに寝たきりにしておくこと、歩行能力があるのに車椅子で移動するのもよくありません。

伊東 しかし、〈立つ〉については、現場は葛藤を抱えるでしょう。「転倒予防」が寝たきりを減らすというのが定説になっていますし、転んだら事故報告書を書かなきゃならない……。実際に導入しようと思ったら、その組織の価値観を変えねばならないので、なかなか簡単ではないですね。

本田 ユマニチュードでは、もちろん、できるだけ転ばないような立位や歩行技術がたくさんあります。また、フランスのリハビリテーション病院では「立位補助器」などもうまく活用して、ケアする人・される人双方にとって安楽なやり方で、〈立つ〉ことの支援を行っている様子を見学しました。

特別な時間をとらない「リハ」

本田 「特別な時間をとらないで済む」というのも、ユマニチュードの特徴の1つです。ユマニチュードは、ケアが行なわれる場において1日中、24時間365日使えます。

病院でのリハビリテーションは、リハビリテーションの時間を設けて、専用の部屋に車椅子で行って帰ってくるのが一般的です。しかし、つねに「害になることをしない」、そしてその人の生活を支えるという観点から、清拭・着がえ・歯みがきなどの日常的なケアに〈立つ〉ことを組み入れれば、1日中が「リハビリテーション」になる可能性を秘めています。「立位」で行うことでリハビリテーションとなる日常的なケアというのは、本当にたくさんあります。たとえ立てなく

ても、清拭のときに自ら手を挙げてもらう、体位変換の際に自分で身体の向きを変えていただくだけでもいいんです。

ユマニチュードの「リハビリテーション」としての可能性は、きわめて大きいと思います。幸い、理学療法や作業療法などの専門職の方々が関心をもってくださっているので、今後ケアとの融合が進むといいなと考えています。

イヴ 高齢者（自然な老衰）の場合は本来、多くが直前まで立位可能な状態で死ねるはずなのです。よいケアがあって人間的な生活を送りながら迎える自然な死のプロセスにおいて、ユマニチュードを導入しているフランスの施設では、亡くなる3日前まで歩いていたということも珍しくありません。

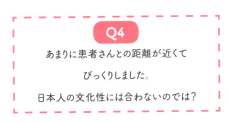

Q4
あまりに患者さんとの距離が近くてびっくりしました。
日本人の文化性には合わないのでは？

近いかどうかを決めるのは「患者さん」です

イヴ よく言われることなのですが、「近い」と感じているのは誰なのでしょう。「適切な距離」を決めるのは、私たちではないのです。私たちが近すぎると感じても、その患者さんがイエス

と言うのが「ちょうどいい距離」です。

本田 たしかに、人にはパーソナルスペースがあり、文化性の影響も受けています。でも、同じ日本人でもパーソナルスペースがどれくらいかは個人差がありますし、年齢によっても違います。たとえば3歳の子どもなら、お母さんにしっかりくっついているほうが自然ですよね。日本に生まれ、日本社会で育つ中で、社会規範として人前ではあまり近づかないことを学び、自分にとって心地よいパーソナルスペースも定まっていきますが、しかし認知症で機能が低下している人にとってはどうなのでしょう？

認知症になると、認知機能や感覚機能が下がっていきます。そうした状態にある人とコミュニケーションをとりたいと思ったら、近づいていく必要がある。

しかし誰にでも近づけ、と言っているのではないんですよ。認知機能や感覚機能の状態にも違いがありますから、近づいていくと表情をゆがめたり顔をそむけたり、「これ以上、近づかないで」というメッセージが表出される距離がそれぞれに出てきます。その反応を注意深く観察することで、よい関係性を築きケアを行うのに必要な距離を見極めることが大切だなと感じています。同じ人であっても、日によって適切な距離は変動します。

近いかどうか、それを決めるのは「ケアを受ける人」で、私たちではないのです。

伊東 難しいのは、患者さんと私2人きりの関係だけではなくて、ケアの現場にはそれを見ている人たちがいますから、<u>たとえ近ければ</u>

こそケアがうまくいっていても、周囲の人が「あんなにベタベタしちゃって」と思っているとしたら、やりづらいということなんです。

　同僚に変に思われているんじゃないかと思ったら、どうしても躊躇してしまいます。ですから、「あの人は、ユマニチュードの技術を使っている（必要な距離でケアを行っている）のだ」という共通認識、いわば「ケアのプロとしての文化性」が職場に必要になってくるだろうと思います。

「文化性」に先立つもの

本田　ジネスト先生に日本の患者さんと接していただくと、むしろ患者さんのほうから触れていくんですよね。先生のほうから触れているわけではなくて、先生は手を出しているだけ。その手の上に、患者さんが自然と自分の手を乗せてこられます。

イヴ　はい。日本の患者さんに、たくさんキスしてもらいました（笑）。

本田　それは、ジネスト先生が「フランス人」だから、患者さんが合わせてくださってるのでしょうか。

イヴ　いいえ（笑）、違います。「赤ちゃん」のことを思い出してみてください。まだ大脳皮質が十分に発達していない状態です。大脳皮質は、「社会」が何たるかを理解・解析する機能をもちます（社会脳、p169）。「文化」を理解し、それに適応する能力ももつ部分です。日本では文化的な約束事が細かく厳しく決められていますが、これは「発達」に伴い時間をかけて覚えていくものですよね。だから赤ちゃんは、うまくお辞儀ができません（笑）。あなたも「日本人（の大人）」になる前は、ただの「人間（の赤ちゃん）」だったはずです。

　認知症になると、大脳皮質が変性していきます。いわば後天的に身につけた「文化性」を失っていくのです。しかし、「感情記憶」だけは機能をとどめます。ですから患者さんは、ケア行為の意味を理解はできなくても、その人の「動き」を感情記憶に照らし合わせて反応します。その動きが、赤ちゃんのときのよい思い出を彷彿とさせるものであれば、そのときのうれしい感情を思い出すんです。お母さんにやさしく抱きしめられたり、おむつを交換して陰部をきれいにしてもらっているときの心地よさ。高齢者になっても、それは感情記憶に残っています。ケアを通してその感情記憶に訴えることで、普通よりむしろ深い関係性を結ぶこともできるのです。

　ユマニチュードというのは、「文化性」に根ざしたメソッドではありません。「人間形成（発達）」のプロセスに根ざしたメソッドなのです。

日本人だからこそ適切に近づける「技術」を

伊東　私も最初は、距離感に相当の抵抗を覚えました。でも今は、自分が日本人だからこそ「技術」としてユマニチュードを身につける必要があると思っています。<u>「日本人」としての文化性が邪魔になり、「ケアのプロ」として「必要な距離」をとれていなかったのではないか、と気づかされたからです。</u>

実際、もともと人の目を見て話すのは苦手で、患者さんからもすぐ目をそらすタイプでした。でも、抵抗を感じながらも、ジネスト先生やマレスコッティ先生に言われるままに〈見る〉を実行してみたら、あるとき、それまで全く反応のなかった患者さんとバチッと目が合ったんです。

それまでは「見ていなかった」ということが、よくわかりました。私は見ているつもりでも、相手が見ようとしてくれる距離に入っていなければ目は合わない。さらに、目が合った状態で話しかけるのと、目が合わないまま話しかけるのでは、ぜんぜんリアクションが違ったんですよ！

「伝わっている」ということがわかった。すると、たちまちうれしくなって（笑）、もっと近づいていくんですね。

イヴ　目を見ないということは、そのつもりはなくても、相手を軽視しているというメッセージになってしまいます。目が合えば、その逆のことが起こりうるんです。

伊東　日本人だからこそ苦手なこと、目を直視したり、ケア以外で相手に触れることを「技術」として身につけ、試してみることが大切なんだと思います。

イヴ　講演会のあと、よく日本の看護師さんに「ハグしてください」って頼まれます。男性にもハグを求められます（笑）。フランス人よりずっと多いですよ。日本人はハグが苦手だというけれど、本当はもっとハグしたいんじゃないですか？

これは人間の本能、本来的なニーズなのかもしれません。たった2時間の講演会でも、そのあとの看護師さんたちの雰囲気はすごく変わります。すごく「自由」になるんです。

他者が怖くなくなると、人は自由を感じます。そして、自由になると、受け取れるものが多くなるんですよ。私は、ユマニチュードを「自由の哲学」だと思っています。

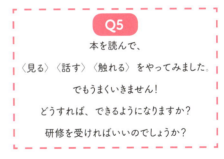

Q5
本を読んで、〈見る〉〈話す〉〈触れる〉をやってみました。でもうまくいきません！どうすれば、できるようになりますか？研修を受ければいいのでしょうか？

そこだけやっても……

本田　うまくいかないときは、たぶん、〈見る〉〈話す〉〈触れる〉という要素をバラバラに「それだけ」やっているのではないかと思います。すべての要素を、1つの〈シークエンス〉（p64）として行わないと、「とりあえず近くから見れば

いいんでしょ」とワッといきなり近づくことになる。これでは、うまくいかなくて当然です。本を1～2ページ読んで、そこだけ実行しようとしても、全体としてはうまくいきません。

ユマニチュードでは、ひとまとまりのケア行為の中で、数ある細かな技術を組み合わせ途切れなく駆使していきます。例えば、「この場面ではマニュアルNo.55のテクニックを使えばOK」というものではないのです。今の時点でどの技術を使えばよいかを考え、それをつなぎ合わせることでケアのゴールへと結びつけます。

ユマニチュードを活かすには、個別の技術以前に、まず全体を理解する必要があります。「ケアをする人とは何か（p34）」「正しいレベルのケアとは何か（p49）」などの、いわゆる〈ユマニチュードの哲学〉をまず学ぶことが大切だということを、私はこれまでの経験から実感しています。ケアの実践に必要な技術は、その哲学を礎として身につけるものです。本を読むだけでは難しいかもしれないと思います。ユマニチュードの実践者となるには、やはり研修を受けて、考え方も技術も、まずは基本を学ぶことが必要だと思っています。

イヴ ユマニチュードを「教えたい」という方も増えているのは、とても誇りに思います。だけれど最初は、研修を受けて、自分で何度も実践する必要があります。なぜなら、とてつもなく「落とし穴」の引力が強いからです。

ある看護師さんは研修を受ける前、「私はいつもちゃんと患者さんを見ています」と言っていました。でも研修を受けたら、〈見る〉時間が20倍にもなったのですから、見ることができていると思い込んでいたんですね。研修を受けると受けないとでは、技術の質が格段に違ってきます。

それに、長年親しんできた医療・介護の歴史的文化性が、つねに「病気省」（p72）のために働くようにと無意識にはたらきかけてきます（笑）。これに抗うには、かなりの意識改革が必要です。ユマニチュードは、看護師が「自律」するためのツールでもあるのです。

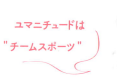
ユマニチュードは"チームスポーツ"

本田 複数の人がケアに携わる病院や介護施設においては、調和のとれたケアの継続的な提供がとても大切になります。「害になることをしない」というゴールを達成するには、全員が「害になることをしない」ようにしなければなりません。ある人がある瞬間だけよいケアを行っても、次には別の人が来て「害になること」をしていったら、全体としてはやはりうまくいかないからです。

伊東 私が勤務する東京都健康長寿医療センターや、郡山市医療介護病院（p139）では病棟ぐるみで取り組みました。病棟という1つの組織の「全員」で取り組むことの重要性を感じました。全員が知っていれば、距離が近すぎると白い目で見られることもないし（笑）、

ゴールが共有されていれば、毎日の数あるケアを「1本の線」として途切れなく害なく行なう努力を始めることができます。

本田 この観点から、私たちは施設単位での導入準備コースなどの研修体制を整備しています（p197）。

イヴ <u>組織の価値観ごと変えていかねば効果が矮小化してしまうので、運営決定権のある管理者の立場の方にも学んでいただきたい</u>ですね。

本田 矛盾するようですが、全員が知らないとまったく始められないというわけでもありません。誰か1人が職場でお手本を示すことで、「なぜ、あの人は患者さんに拒否されないんだろう？」「私もできるようになりたいな」という思いが、職場で醸成されていくといいなと思っています。

とくに医師は、患者さんをつかむのに、ある意味すごく慣れているんですよね……。たとえば血圧を測るときも、「はい、伊東さん」と親切に名前を呼んだかと思ったら、ガッと腕をつかんで、洋服をグイッとまくりあげる。「それのどこがいけないの？」という人も多いと思います。私もそうでした。でも私たちは、誰かの大切なものに触れるときには、それをつかんだりしませんよね？

<u>「腕をつかむ」ということは、患者さんの身体を「私のもの」のように感じているからだ、とジネスト先生に指摘されたときには本当にびっくりしました。</u>私たち医師としても、意識変革の必要性があると痛感しています。

イヴ ユマニチュードは、チームスポーツです。チームでスポーツをするには、全員が同じルールを共有する必要がありますよね。それに、よい監督やよいコーチも必要です。トレーニングされた看護師、そしてトレーニングされた医師、患者さんやケアを受ける人にかかわるすべての職員がトレーニングされることが必要なのです。

Q6
身体的な拒絶ではなく、ものとられ妄想などの行動・心理症状への対応は？

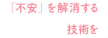「不安」を解消する技術を

イヴ ハグすることと、陰部洗浄を行うこと、どちらが患者さんにとって侵襲性が高いと思いますか？

陰部洗浄のほうが、ずっと踏み込んだケア行為です。陰部洗浄はできるのに、ハグをためらうとしたら、その理由はどこにあるのでしょう？

恋人どうしでも、うまくいかなくなってくると見つめ合わなくなっていきますよね。話もしなくなり、もちろん触れ合わなくなっていきます。すなわち、それは〈関係性〉が断たれた状態です。これは、ケアのプロでも「家族」でも同じことです。

あなたが認知症になった家族との〈関係性〉を取り戻したいと思っているか否か、なの

です。もし取り戻したいと願うなら、やはりその気持ちだけではなく、「技術」が必要ですね。認知症の妻を介護していたフランス人男性は、ユマニチュードを学んだことで「僕は、妻を取り戻した」と証言しています[*4]。そして、死が2人を分かつまで穏やかに寄り添うことができました。

たしかに、日に何度となく「今何時かしら？」と繰り返し聞かれるのは苦痛です。それに唯一対処できるのは、記憶のメカニズムを理解し、10秒後には忘れてしまう病理を理解することです。理解することで、寛大・寛容になることができます。

なおかつ、〈見る〉〈話す〉〈触れる〉などの身体的な基本技術は、認知症の「心理症状」にも効果を表わします。なぜなら、それによって患者さんの安心度が高まるからです。それに伴い、「ものとられ妄想」なども軽減していくことでしょう。そうした妄想は「不安」を募らせた結果のものだからです。もちろん、統合失調症に類する精神病的妄想の場合には、専門医による薬物療法も重要です。

認知症の方の不安を軽減することは、ケアの重要な一部です。それをするには、不安が募ってきていることを示すサインを見極める能力、そして、不安が爆発してしまう前に初期段階で沈静化するテクニックが要ります。不安が高じて、爆発してしまうと手遅れなのです。制御不能になってしまいますから。「家族」にもトレーニングが必要ですね。

私の妻が認知症で、そわそわと落ち着かない様子になってきたら、私は彼女に近づいて、目を見て「愛しているよ」と言うでしょう。それから、何か彼女が好きなことをさせてあげます。たとえば料理が好きだったなら、一緒に料理をするでしょう。するとコルチゾールが低下し、不安が解消されるのです。

Q7
総じて、ユマニチュードには、どのような効果があるのでしょうか？

人間らしい生活とコスト削減を両立

イヴ ユマニチュードは、ケアする人／される人の〈関係性〉に焦点を当てていますから、もちろん、その両者にさまざまな効果を表わします。

認知症の方は安心してケアを受けることができ、人間らしい日々を送ることができるでしょう。ユマニチュードを導入しているフランスの介護施設では、ペットを連れてきてもいいんです。奥さんあるいは恋人、同性の恋人だって一緒のベッドで寝ていいし、真夜中に食事したりお風呂に入ってもいい。そして、ケアする人は、みんなあなたをやさしく撫でてくれます。とても人間的な生活を送っており、死の3日前まで自分で歩けていることも珍しくありません。

ケアする人は、拒絶されることなく、スムー

ズにケアを実施することができます。やはりユマニチュードを導入しているフランスの介護施設では、離職率は下がり、大幅なコスト削減にもつながっています。

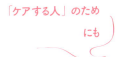
「ケアする人」のためにも

伊東 〈3分以内に合意を得られなければ、いったんあきらめる〉というルールを実行できるようになってから、私は断られたときのショックがすごく減りました。それに、ユマニチュードの技術を使うと、今までちっとも反応のなかった人ともコミュニケーションがとれるようになるので、うれしくてうれしくてコミュニケーションに熱中し、ケアをスタートするタイミングを逃してしまったことがあります（笑）。でも、いったい何のためにユマニチュードを行っているのか。自分のコミュニケーションの喜びが目的ではないのです。2人の関係性を良好に保つために、しなければならないケアの時間を利用します。

ユマニチュードは〈見る〉〈話す〉〈触れる〉などの技術を1つひとつ丁寧に行いますから「時間がかかりすぎて使えない」と言われることもあります。しかし患者さんの拒絶に抗いながら無理にケアする必要がなくなり、むしろケアの時間を短縮させる可能性があるのです。

実際、ユマニチュードを導入しているフランスの介護施設では、そういう結果が出ていて、スタッフも利用者もゆったり過ごしていました。患者さんとの関係性に喜びを感じながら、なおかつスムーズにケアできる。ユマニチュードは「患者さんのため」だけじゃなく、「ケアする人のため」にもなるに違いありません。

ただし、病院や介護施設などの組織全体に導入するのは大変な労力を要するもので、簡単ではないことを実感しています。日本では、どのような導入方法が適するのか、可能なのかを、本田医師はじめインストラクターのメンバーとともに日々考えているところです。

「あなたは私のものではない」

イヴ ケアする人は、なぜ時に「バーンアウト」してしまうと思いますか？　それは、患者さんと「適切な距離」がとれていないからです。そのため、患者さんに感情移入しすぎないように、距離をもって付き合いなさいと教わるのです。その「距離」とは、いったいどのような距離なのでしょうか。距離には、いろいろな種類があります。

バーンアウトしてしまわないために必要な距離とは、「物理的な距離」や「愛情的な距離」のことではありません。「哲学的な距離」とも言うものです。それは、「私があなたを治したのではない」「私はあなたに対して一切の権限をもたない」とわきまえることを意味していま

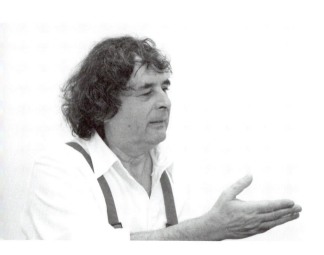

す。褥瘡が癒えたとき「ほら！私のケアのおかげで」と得意になるのではなく、患者さんに対して「よくがんばりましたね！ありがとう」と言うことのできる距離です。

その場合でも、患者さんの死はつらい。でも、それはバーンアウトしてしまうようなつらさではないはずです。なぜなら、患者さんが生前にくれたたくさんのものに、あなたは満たされているからです。ところが、患者さんに対して何か権限があるとはき違え、「私の患者さんだから、私が治してあげたい」という気持ちでいると、まるで自分の一部が死んでしまったような喪失感にとらわれてしまいます。

どの国でも「私は与えてばかり」と嘆く看護師がいます。でも、それは「哲学的な距離」がとれていないからなのです。哲学的な距離さえとれていれば、「物理的な距離」や「愛情的な距離」がどんなに近づいても、あなたを傷つけることはありません。ですから、どうか、そのやさしさを伝えることを恐れないでほしいの

です。「あなたは私のものではない」。そう宣言して初めて、あなたは患者さんを本当に愛することができるでしょう。あなたは私のものではないから、けっして拘束しません。あなたは私のものではないから、患者さんのどんな望みも阻害できないのです。

だから、「害になることをしない」で済む。ユマニチュードとは、権限を放棄して謙虚に患者さんに向かうための哲学です。ケアする人の自由と自律、そして謙虚さへの「道」なのです。

『訪問看護と介護』2015年4・5月号掲載
通訳：藤田美香

文献
*1 イヴ・ジネスト、ロゼット・マレスコッティ、本田美和子：ユマニチュード入門、医学書院、2014.
*2 Jeffrey Halter, Joseph Ouslander : Hazzard's Geriatric Medicine and Gerontology, 6th ed,1415, McGraw-Hill Medical, 2009.
*3 Tinetti M, et al : Mechanical restraint use and fall-related injuries among residents on skilled nursing home, Annals of Internal Medicine,116:369-374, 1992.
*4 IGM Japon : [DVD] ユマニチュード──優しさを伝えるケア技術、株式会社エクサウィザーズ、2015.

第 2 章

いかに
活用するか

第2章では、
看護現場でユマニチュードを活用するための
具体策に踏み込む。

「組織に効果的に導入するには」
「スタッフの高齢者ケア技術を向上させるには」
「身体抑制をなくすには」── 何をすべきか。
ユマニチュードを医療現場の最前線で実践する
管理者・インストラクターによる座談会から、
具体的なヒントを紹介する。

また、看護師による「実践録」もアーカイブ収載。

そして、「ケア従事者」と「認知機能が低下した人」の
やりとりを長年観察してきた研究からみえた、
ユマニチュード活用の勘所とは。

［導入施設管理者座談会］
「環境づくりの極意」

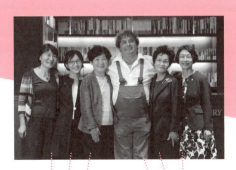

国立病院機構東京医療センター総合内科医長／
ジネスト・マレスコッティ研究所日本支部代表
本田美和子氏＝司会

医療法人社団東山会理事長／医師
小川聡子氏

一般社団法人郡山医師会郡山市医療介護病院
看護部長
宗形初枝氏

東京医科歯科大学医学部附属病院
看護部長
川﨑つま子氏

社会福祉法人こうほうえん
ケアホーム西大井こうほうえん施設長
田中とも江氏

ユマニチュード創始者
イヴ・ジネスト氏＝スーパーバイズ

ユマニチュードを導入した施設では、
「壁」にぶつかるという。
発祥の地フランスでも同じことが起き、
その壁を乗り越え今がある。
日本の医療現場において、どうすれば
ユマニチュードを根づかせることができるのか。
すでに導入した各施設の管理者が、
ユマニチュード導入・実践の
「環境づくり」を中心に経験を語り合う。

本田（司会） ユマニチュードを導入していく過程で出合う「壁」ともいえるものに、どう対処し、実践する環境を整えていけばよいのでしょうか。今後導入を考えている方々に活かしていただければと思い、すでに導入されている施設の管理者の皆さまにお集まりいただきました。

「壁」その①：スタッフたちの批判的反応
「この忙しいのに何をやるんだ？」

宗形 導入当時のスタッフの反応で印象に残っているのは、ベテランスタッフからの「この忙しいのに、今さら何をやるんだ？」「そういうことは今までもやっている」という意見でした。

しかし、そうは言われながらも、ユマニチュードの研修を受けたグループの人たちのケアへの意識が本当に変わりました。口腔ケアのときにはバイトブロックを使用していたのですが、研修後3か月でバイトブロックが必要なくなったのです。

本田 皆が「そういえば最近、使ってないね」と気づいたような感じでしたね。

宗形 はい。そしてもう1つは、ユマニチュードの調査研究に協力する中でデータを集めて記録したことで、よい結果が見えてきたことです。それが、スタッフたちからのユマニチュードに対する批判的意見が落ち着いてきた要因になったと思います。

ビデオ撮影が思わぬ成果を生む

本田 ケアの情報学的な分析のために、ケアの様子を撮影することになり、郡山市医療介護病院のみなさまにご協力いただきました。ご自分のケアの様子が撮影されることについては、すぐに受け入れていただけたわけではありませんでしたが、あるときベテランの看護師さんが撮影について、とても前向きなことをおっしゃったとお伺いいたしました。

宗形 そうでしたね。撮影されて初めて自分の姿を見たわけです。最初は「そんなものをやったって」という感じだったスタッフが3回撮影して、3回目のケアがうまくいった。そうしたら彼女は撮影前日に、「○○さん、明日は撮影だから協力してね〜！仲よくしようね」と言っていたというのです。当時は、あれ？これではユマニチュードの技術を使ってうまくいったとは言えないのでは……と思ったのですが、いえいえそれこそ関係性づくり＝ユマニチュードの技術だということに気づくのです。

本田 今では、映像を仕事に活かすために

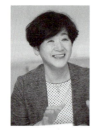

宗形初枝氏（むなかたはつえ）

東日本大震災に見舞われた地域で母子支援に携わる中で、「元気になるとは、いったいどういうことなのだろう」と考えていたときに、雑誌『看護管理』のユマニチュードの特集（vol.23 no.11, 2013）を読み、「やさしさを伝える技術」に感動しました。それとほぼ同時期に、東京都健康長寿医療センターの方が、調査研究のために当院に来られました。雑誌でユマニチュードの素晴らしさを知り、何とかこれを導入できないものかと考えていたときに、このような調査に来られたことは、何か因縁めいたことを感じ、ユマニチュードを導入・実践してはどうかと院長に提案したところ、即日「これからは、これしかないんじゃないかと思う」とOKが出ました。そうして2014年、病院全体でユマニチュードを取り入れることを決めて以来（日本初）、現在も取り組んでいます。

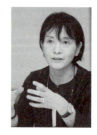

小川聡子氏（おがわとしこ）

「地域の急性期病院として応えれば応えるほど、なぜこんなにも高齢入院患者対応で疲弊するのか」——6年前ですが、当院も日本中の急性期病院が抱える葛藤の中にありました。濃密な医療が必要な人なのだから断らずに受け入れようと、医師たちは必死に入院を受け入れたものの、せん妄で夜間に豹変する高齢患者さんたちを前にどのように対応したらいいのかと看護スタッフたちが苦しむことが増えてしまったのです。「彼女たちに何か有効な武器を持たせなければ……。私は、これ以上頑張ってとは言えない……」。何とかしなければ、何かいい方法はないだろうかと悩み、模索していたところ、ユマニチュードに出会いました。今では職員はやりがいを取り戻し、法人全体で取り組んでいます。

利用してくださり、映像を見ながら互いに評価するセッションを定期的に開催されているのですね。

宗形　はい。いい/悪い、好き/嫌いではなく、ユマニチュードの考え方に基づいた客観的な評価を小グループで行っています。このことが、みんなで技術について勉強するよい機会になっています。

「感動して変わるだろう」は甘かった

小川　私は「ユマニチュードの研修に行けば、誰もが感動して変わるだろう」と安易に思っていたのですが、甘かったですね。まずは、管理職（課長、主任クラス）やリーダーシップがとれる一般職6〜7人に研修に行ってもらったのですが、「よかったです。でも……実際には進められませんね」と。やはりユマニチュードは技術なのです。学んできた人たちであっても、実践できているのかどうかフィードバックしてもらわないと、気持ちが萎（しぼ）んでいくようです。ここは、ちょっと我慢しなければいけない時期でした。

本田　そんな時期に、私たちがビデオ撮影にお伺いしたのですね。

小川　はい。そのビデオでのフィードバックにより、数名のスタッフが息を吹き返しました。技術ですから、「ここを直したらいいんだ」と正しく修正してもらえ、自信がつくことで、盛り上がってきます。

本田　研修を受けてもらうだけではなく、技術習得としての応援が必要だったということでしょ

うか。

小川　はい。しかし、そこからスタッフが自らもっと学びに行きたいと言うまでには、さらに数年かかりました。

　また、大勢のスタッフを研修に出せばよいというわけではないこともわかりました。ある日、高齢者施設から3年間以上も話したことがないという方が入院してきました。ところが、入院したその日に当院のインストラクター[*1]がケアをすると「ありがとう」と言ったのです。スタッフたちはその様子を目の前で見ていました。「いったい、どうやったんですか？」と興味をもちました。それが組織の中の形式知として広まったきっかけです。

本田　つまり、現場にインストラクターがいて、同じ看護師の立場で実践者としてやって見せてくれるということが必要なようですね。

小川　そのためには、「あなたは研修に行ったのでしょう」と、スタッフだけに任せておいてはだめで、マネジメント側の援護射撃が必要です。ユマニチュードを実践として組織に根づかせていくには何層もの仕掛けが必要だと実感しています。

何層もの組織的仕掛けが必要

本田　具体的な仕掛けとして進められたことは何でしょうか？

---

*1　インストラクター：ユマニチュード認定インストラクター。ユマニチュードのインストラクター・トレーニングコース（10週間）を受け、試験に合格したユマニチュードを教えることができる資格者。

小川　法人組織を動かすときには、トップマネジメント（今回は理事長である私と看護部長）が腹をくくることが必要です。まずは「ユマニチュード推進室」をつくり、ユマニチュードを広めることに専念できる部署をつくり、そこにコストをかけるという決断をしました。看護師を中心とした専従スタッフで、彼女たちはインストラクターでもあり、組織中を自由に動けるようになっています。さらに、「法人全体で取り組む」ということを職員総会で全職員に向かって発信します。そうすることで、推進室のスタッフの活動と立場を守ることができます。

本田　自由に動くということは、インストラクターがさまざまなケアの現場に入っていって、ユマニチュードをこのように実践する、という具体的な使い方を現場の方々に見ていただく機会をつくる工夫の1つですね。

小川　そうです。依頼があれば、医事課受付、訪問看護の在宅の場、法人内施設の外来透析部門などどこにでも行き、依頼がないときには病棟で一緒にケアに入るという形です。また、推進室のインストラクターたちがプランを立てた入門コースの再現（院内研修、2日間）に、必ずすべての部署からスタッフを派遣するように各部長から号令をかけました。「有給の時間を渡すから出してください」とし、組織がコミットしていることを示します。すでに事務職員も含めて3/4の職員がインストラクターの講義を受けています。

　実際に講義を受けると、事務の職員からも「すごいですね」という反応があり、受付スタッフもユマニチュード技術での対応を始めたのです。専門技術を持っていない彼女たちはそれまで、おそるおそる患者さんに接していたよう

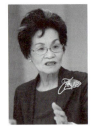

田中とも江氏（たなかともえ）

現在は介護施設にいますが、長い看護経験があります。精神科や認知症病棟で、身体拘束をしない取り組みをしていました（著書に『縛らない看護』医学書院、1999年）。当施設は開設10年目です。開設時から入居者視点を基に、「まだまだ、自分はここには入りたくない」「自分の家の暮らしの延長を」と常に問題意識をスタッフたちに発信してきた中で、ユマニチュードに出会いました。それまでも、「理念を軸に、考え方が大事」とは思ってきたのですが、「哲学」という言葉を使ったことがなかった。これだ！と思いました。自ら率先して部下2名とともに第1回目のユマニチュード研修で学び、他10名が研修を受講しました。平成30年度は、インストラクター養成研修を施設として受け入れ、さらに理解と実践が深まりつつあります。

川﨑つま子氏（かわさきつまこ）

以前勤務していた急性期の市中病院のときの葛藤を抱いたまま、ユマニチュードにたどり着きました。危険だからとスタッフステーションに連れてこられた認知症患者さんたちが、「部屋に戻りたい」とラウンド中の私のユニフォームを引っ張るのです。また、訪問看護ステーションからは「入院するとADLが落ちて在宅で過ごせないレベルになってしまう」とも言われ……このような状況は私たちが望んでいるケアではない、これは看護の課題ではないだろうか……。このような葛藤を抱いていたときに、介護領域から学ぼうと雑誌[*1]を見ていたところ、本田先生の記事を見つけました。当時はユマニチュードではなくて、「ヒューマニチュード」と書かれていました。本田先生にアクセスし、ジネスト先生にも出会い、そして看護の立場から『ユマニチュード入門』[*2]の「あとがき」も書かせていただくというご縁がありました。それから一貫してユマニチュードに高い関心をもち続けていて、大学病院でも広めていきたいと思っているところです。

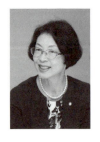

でしたが、「ユマニチュードの技術を使って目を見て話したところ、ニコッと笑って『ありがとう』と言ってもらえたんです」と。また、看護助手が車椅子で患者さんをお連れする際にも、これと同じようなことが起きました。その体験が自信につながり、彼女たちの喜びや誇りになったようです。このことは組織にとって非常によかったことです。

「壁」その②："できる誰か"に任せてしまう
「あの人に任せておけばいい」となってしまう

本田 東京医科歯科大学病院へ初めて川﨑さんをお訪ねしたときには、すでにインストラクター志願者を選んでくださっていて、2人とも師長でした。

川﨑 「インストラクター研修に行きたい人！」と公募したところ「誰も出なかったら師長の私が行っていいですか」と言った人が1人。本田先生から「必ず2人で」と言われていましたので、もう1人希望者を募ったところ、応募してきたのがたまたま師長でした。師長とスタッフナースという組み合わせだとお互い気を遣うかなと思っていたので、助かりました。

本田 <u>ユマニチュードはこれまでとは異なった考え方や技術を用いてケアを行うために、施設の中で実践し、確実に伝えていくためには、少なくとも2人以上の仲間がいないと孤立してしまいます。</u>師長さんをお2人も派遣してくださり、ありがとうございました。10週間のインストラクター養成研修から戻ってからのお2人の活動はいかがですか？

川﨑 せん妄や認知症の患者さんが多い病棟のナースたちの教育から始めて、主にコンサルテーションを受けてもらっています。2人はいろいろな病棟から呼ばれています。呼ばれた先でケアを見せて、スタッフと一緒に考える機会にしてほしいと思っているのですが、忙しい現場のナースたちは、上手に対応できる2人が来ると「ここはお願いします」と言っていなくなってしまう。師長である彼女たちは、現場が忙しいこともわかっているし、自分がケアすることで患者さんが変化する喜びも感じているので、「忙しいと思うけど、ちょっとそこで見ていて」という状況にはなりにくい。そのあたりがインストラクターとしての課題かと思っています。

本田 インストラクター座談会（p103）にお招きしている方の中に、ICUの看護師長がいらっしゃいます。そこではインストラクターである師長が病棟にいつもいるので、何か困ったときには「師長さん、一緒に見てください」と呼ばれ、ベッドサイドで一緒に「やってみて学ぶ機会」になっているようです。ユマニチュード導入後に最も変わったのは、「スタッフたちの考え方」だと、その師長さんがおっしゃっていました。これまでは、生命維持に必要な挿管チューブや点滴、Aラインなどを管理するのが自分たちの仕事という感じだったのが、「本当にそれが必要か？」と考え始めたそうです。"看護の文化"が変わったことを実感している、と。身体拘束も半分以下になったそうです。その結果を先日、米国せん妄学会で発表されました。

川﨑 そうですか。ある大学病院でも身体抑

制がゼロになったことが話題ですが、そのベースのケアはユマニチュードだそうです。

「事例報告」で考えを深める機会をつくる

小川 当院でも、「できる人に任せよう。あとはよろしく」という雰囲気があると聞きます。インストラクター以外にも研修を受けた人たちがおり、各病棟に配置しています。ただ、彼女たちだけが行うのではなく、他の多くのスタッフたちにどうしたら実践してもらえるかが課題です。

本田 そうですか。お2人の病院で起こったように、「あの人に任せておけば」となってしまう。これを解決するためには、どうすればよいのでしょう。あるいは現場が忙しい中で、"みんなに学んでもらう"機会を持つにはどうすればいいのでしょうか。頼られている人だけで取り組んでいては、疲弊してしまいますよね。

宗形 私も小川先生のように、ユマニチュードを定着させるために、かなり組織にはたらきかけました。そんな中で、どのような人にインストラクターになってもらい、どう動いてもらうかが課題でした。インストラクターがスタッフたちからどれだけ信頼されるかが鍵になるだろうという直感がありましたので、リーダーシップが取れて、信頼性のある人をインストラクターにして現場に置こうと決めました。

本田 うまく浸透させていくためのマネジメントですね。

宗形 そしてもう1つは、毎月行う院内の事例報告が効果的でした。インストラクターが中心となって、リハビリやデイサービスを含めた毎月の委員会で、どんな取り組みをしているかを報告してもらう。2年間くらい続けていて、学会[*2]でもその成果を発表しました。なぜ効果的かというと、事例をまとめた人たちは考え方が深まってくることがわかったのです。インストラクターの言う通りにやる、あるいは教えてもらったようにやるというだけではなく、報告の過程を通じて「自分たちの考えが出てくる」というのがよいのではないかと感じています。なので、今は「インストラクターに任せよう」という雰囲気はありません。

心の"火種"を持った人たちを増やす

小川 技術を浸透させるためのはたらきかけは、ユマニチュードに限らず重要なテーマですね。組織が目指したい方向に、いかにみんなで進んでいくか。そのために何が必要か。組織の上層部が方針を掲げて、責任を持ちながら下へ伝え、落としていく。言動一致は重要です。一方で、ユマニチュードは技術の実践ですから、患者さんにかかわる現場スタッフこそが自分事として心の火種が燃えてこないと駄目なものなので、それが課題です。

皆さんのお話を聞いて、私はかなり具体的なヒントをもらいました。「常にそれを考えなければならない場」をつくり、積み重ねていく。どのようにしてその場をセッティングしていくかは、現場の管理職とユマニチュードのチームがコ

[*2] 第18、19回認知症ケア学会および、第48、49回日本看護学会学術集会慢性期看護

ミュニケーションを取って、毎日やる、毎週やる、毎月やることを決める。それを徹底してくり返すことが実は一番重要で、結果的に近道なのだと思います。現場の管理職レベルでの組織マネジメントとして、場の設定が大事であり、それを指導励行することだろうなと思います。

「高齢者の看護・医療、どうしたらいい?」を入り口に

川﨑　当院は高度急性期の病院の大きな組織です。ナースたちはケアのことも学ばなければなりません。医学的な学習をかなりの範囲に渡ってしなければいけないので、その忙しい教育のなかでどう組み込んでいくかが今抱えている課題です。

　まずはユマニチュードという言葉を多くの人が知る機会をつくろうということで、私が「あとがき」を書かせていただいた『ユマニチュード入門』*2を全病棟に購入して、ビデオも購入して勉強会をしていきました。いきなり「ユマニチュードによるケアを」というよりは、「せん妄の看護や認知症の看護、高齢者の看護をどうしたらいいのだろうか」というところから入って、老年病内科の医師と協力して進めた点がよかったのかなと思っています。認知症の看護・医療で必ず言われる重要なことは、とにかく「どのような環境」をつくって「ケアの質をどうするか」です。そこは看護が介入する範囲だということが明らかです。そこにどのケアを入れていこうかといったときに、「ユマニチュードを入れる」というロジックで考えています。

　最近は認知症サポーター養成研修があり、それを8月末に皆に受けてもらいました。そうすると、「今は一般の方もある程度の知識をもつ時代になっているのに、ケアの専門家のナースたちが、知識がないのは恥ずかしい」と自覚します。そういった仕掛けを何通りも用意して、「ユマニチュード」という言葉がわかる人が増えて、ケアの意味がわかる人が増え、徐々に厚くなっていく。大きな組織の管理者は、このような地道なことしかできませんが。

本田　すごく大事なことです。そのような道筋が立てられていないと、誰も動きようがないですからね。

川﨑　先ほど抑制をゼロにした大学病院の例を話しましたが、そちらも10年かけてなし得ているのです。一足飛びに変わることは難しいと思っています。

　私どもでユマニチュードを取り組んだときにアンケートを行ったのですが、本田先生やジネスト先生がおっしゃるように、ナースへの効果——ケアをする本人の喜びや癒しが非常に大きいということが、すごくよくわかりました。取り組んだ人たちがそう思うのは、間違いない。効果は患者さんへのものだけではない、「働く人たちも変化する」ということです。

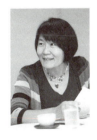

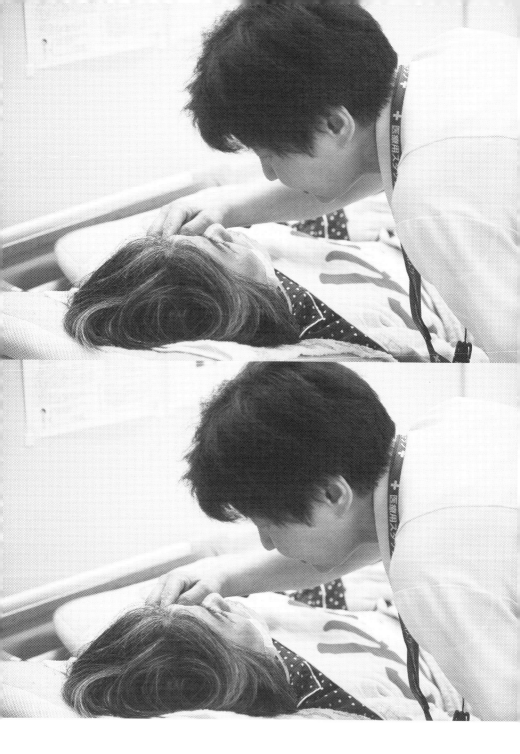

「高齢者看護とは何か」を語るスタッフたち

本田 小川先生が「看護師さんに武器を（p88プロフィール参照）」と言われましたが、私もそう思っていました。川﨑さんがおっしゃったように、入院治療によって病気は治るけどADLなどが悪くなってしまうということが高齢者医療では大きな問題となっています（p90プロフィール参照）。循環器病棟であれば心電図が読める、呼吸器病棟であれば人工呼吸器の設定ができるというように、ある意味わかりやすい専門技術がありますが、高齢者ケアの専門病棟、総合内科の病棟では、それらが見えにくく、「私たちの専門性って何だろう」と思い悩みがちなのかもしれません。

しかし当院の総合内科病棟でも、ジネスト先生からユマニチュードを直接習った看護師が夜勤に入ると、「彼女が夜勤のときはなぜか病棟が静かだ」ということにみんなが気づき始めました。すると、徐々に医師たちが自分の患者を「早く総合内科の病棟に移したい」と言うようになりました。なぜなら、「あそこに行くと早く治る」ということに気づき始めたのです。そうなると看護師たちも、「自分たちは他の病棟と比べると高齢者ケアが上手いのだ」ということに気づき始める。他の病棟では身体抑制されて、転棟時に「とても大変な方です」という申し送りがあったとしても、総合内科の病棟ではそれほど問題とはならないことに気づくようになったのです。つまり、高齢者医療の専門性を自覚し始めました。

宗形 当院でも、ユマニチュードを学ぶ前と後ではスタッフの表情が変わりました。看護の専門性が見えないというお話がありましたが、私も総合病院で助産師をしていたところから療養型の施設である当院に来て、ここでの看護が何かということがわからず、手探り状態でした。そのようなときにユマニチュードに出会ったわけです。

当院は公設民営で、市の評価が入る際に科長会議があります。その場で、私たちは今、何をするのかと議論したときに「慢性期看護とは何か、ということを追究しているんじゃないだろうか」という話が出ました。社会的な問題にも目を向けなければならないし、自分たちの仕事、看護師としての使命、専門性とは何か、そういうことを語り合えることが、スタッフの表情が誇らしく変わったことの大きな要因だろうなと思うのです。

本田 自然と誇りが生まれていくのですね。

「大変だ」という言葉がスタッフから聞かれなくなった

宗形 当院のインストラクターから、「絶対紹介してくださいね」と言われてきたことがあるので聞いてください（笑）。最近、高次脳機能障害の人が入院してきました。夜中はあちこちでオシッコをしてしまう、ご飯はそっちこっちのお膳から取って食べてしまう、非常に大変な人です。でも、「困ることはあるけど、大変じゃないです」とスタッフが言うのです。そういえばこのところ、スタッフの口から「大変だ」という言葉を聞かなくなっていたのです。それで、どうしているのかと尋ねたところ「この人は、なぜ

こうするのだろう？と考えるようになった」というのです。

たとえば、「あの人は、新聞を渡すと読める」「眼鏡があればかけることはできる」「でも、なぜオシッコはああなるんだろう」と言っていたのが、あるスタッフが「あれは羞恥心のせいじゃないか」と。そのせいで、いろいろなところでオシッコをしてしまうのならば、モゾモゾしたらトイレに連れていこうということになった。トイレに連れて行って、ちゃんとできるかといったら、できない。何回も漏らしてしまう。そうしているうちにわかったのは、パジャマのズボンの前に開いているところがないせいだから、開いているパジャマを使おうということになった。このように、とにかく「考えるようになった」というのです。<u>インストラクターではなく、患者さんのそばにいるスタッフの発言からケアががらりと変わった</u>事例です。

田中 「羞恥心ではないか」と気づけたということは、患者さんとコミュニケーションがとれている証拠ですね。新しく赴任したスタッフは、「反応がありません。困りました」とよく言います。そこで私は「聞いたの？」と返します。「え、聞くんですか？」「そう、聞くのよ」「どうやって聞くんですか」「行ってみよう」と一緒に入所者のそばへ行きます。言葉ではなくても目や口元の変化で、きちんとコミュニケーションが取れるのです。「返事したよ。ほら、聞けたじゃないの」「え、これが？」。心の声とかいうものではなくて、目と耳で聞くのよ、と（笑）。

宗形 どんなに大変そうな人でも、入院時からユマニチュードを使って関係性を作ることができると、うまくいきますよね。現場のスタッフたちにも、そういう変化が出てきています。私はこれを聞いただけでうれしくなりました。ただ、実はこれは次の「壁」につながるんです。

「壁」その③　うちだけできても……

自分たちのところだけ「立つ」ことができても

宗形 当院では、〈立つ〉という方法をジネスト先生に教わって覚えてからというもの、みんなが立たせるのです。

本田 立位補助機をご購入になったのでしたね。

宗形 ええ。でも、機械を使わなくても立たせられる。立てるって、ものすごくいいことです。

本田 ユマニチュードでは〈立つ〉技術を日常のケアに組み入れて使うことを勧めていますからね。

宗形 はい。それが本当に回復につながっていきます。ところが逆に困ったことになる。つまり、回復することで報酬区分が下がったり、介護区分が下がったりします。すると転院せざるを得ないのです。しかし、家族の受け入れがなく施設に入所すると、そこで急に状態が悪くなり亡くなってしまうことがあります。<u>ケアの環境が変わることで、一気に悪化してしまう現状を目の当たりにします。</u>

本田 急性期病院から回復期の病院へ、病院から施設へ、もしくは自宅へと継続性のあるケアが必要になってくるわけですね。

宗形 ある方が施設に入所して1か月で亡く

なった。旦那さんが来て「あっちでは、話しかけてくれないんだよね」「寝かせておくんだよね」と。そういう話を聞くと、自分たちのところだけでユマニチュードを実践していてもどうも駄目だなあというのが、正直な思いです。

小川 同感です。課題はまだたくさんあります。「この病院は本当に看護師さんがやさしい」と言われ、それはすごくうれしい変化なのですが、一方で、急性期病院ですから治ると退院していただくことになります。自宅に戻られたり施設に移ると、すぐに状態が悪くなって戻ってきてしまう方もおります。それが本当に切ないです。施設の方も一生懸命にケアをされている中で、困っていると思います。結局、一番困っているのは認知症の患者さんとその家族です。

私たちはユマニチュードを知り、導入していますので、今後とも絶対に取り組まなければいけないと思っていますが、退院して行かれたあとの、これから長い時間生活する場所で、ユマニチュードでなくてもいいのかもしれませんが、話しかけて、人として接してもらえる場が増えていくといいなと切に願っています。行政をも巻き込んで、これからも地域に対してのユマニチュードの啓発に努めていこうと思っています。

田中 今の話はとても大事なことです。逆に私たちのような施設からすると、入院して、翌日お訪ねすると縛られているということがまだまだあります。「なんで縛るのですか」と師長に聞くと「動くんですよ」と。いやいや、動くのは当然でしょと（笑）。「動いたらいけないんです」「なぜですか」「身体が横になるとベッドから脚がはみ出してケガをする」「ああ、そうですか。じゃあ、なぜ手を縛るのですか」「ナースコールを口に入れるんです」「おむつに入れて不潔です」「……何もすることがないからじゃないですかね。外していただけませんか」「病院は安静にしている場所です」と、こんなやりとりです。さらに下剤も一律で、「無排便3日で投与」なのです。

ただ、そこの看護師たちも、それでいいと思っているとは思えないのです。古い教育で教わってきたように療養＝安静と思い込んでいるだけです。さらに認知症症状があれば、静かにしておいてほしいという気持ちも加わって、より拘束する方向へと向かってしまう。<u>私は、ジネスト先生と本田先生に日本の拘束の現状をお話ししながらユマニチュードを学んだ際に、「動かさなくなる拘束は、もってのほかだ」と腑に落ち、古い教育を乗り越えました。</u>

病院、介護施設を問わず、抑制や拘束が行われている状況はまだまだ深刻です。だからこそ、お互いが学び、連携していくことが急がれます。

基礎教育への期待

小川 ユマニチュードを知ると「これをやればいい」ということがわかりました。当院も看護部長が、地域の看護師と地域包括支援センターの方、ケアマネジャの方、行政の方たちを集めて、年に2～3回、勉強会を行っています。知っている人が増えることはとても大事で

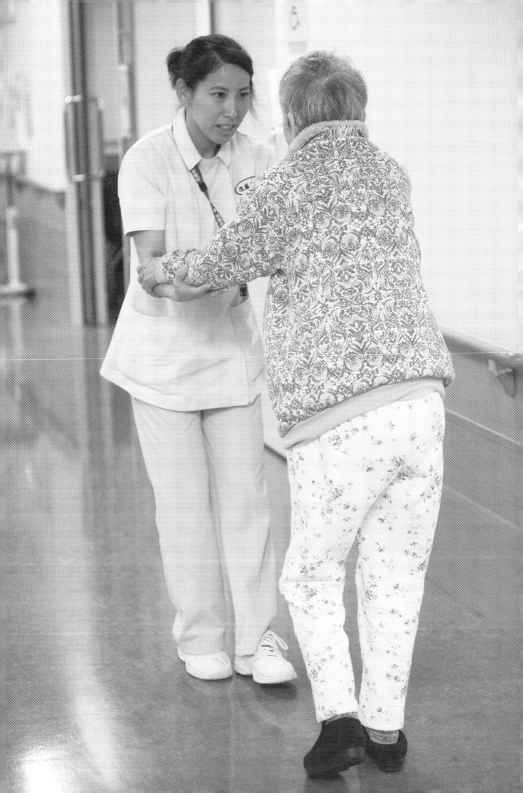

す。医療界での基礎教育がユマニチュードを取り入れたら、ものすごく大きな変化をもたらすと思います。

本田 そうですね。日本で教育に取り入れたのは、実は看護学部よりも医学部のほうが先で、旭川医科大学、岡山大学は医学部教育の中にユマニチュードを学ぶ時間を設けています。

また、富山県立大学の看護学部が2019年4月に開校します。そこでは毎年1週間×4年間、全学生が参加するユマニチュードの集中コースが開かれます。

小川 当院も今年度（2018年度）から武蔵野赤十字病院の内科専攻医（医師になって4年目）が、半年ごとに1人ずつ地域医療を学びに来ています。彼らには必ず2日間、院内でやっているユマニチュード入門コースを受けてもらいます。皆、ビックリします（笑）。それから当院の入職式のやり方を今までと変えました。新任医師はこれまで最初の数時間法人の方針の説明研修にのみ出席して、あとはすぐに診療に入っていたのですが、医師も含めた全職種が4日間の新入職研修を受けるようにし、そのうち2日間はユマニチュードです。

本田 たくさん時間を割いてくださっているのですね。研修で学ぶ、返事がないだろうと思う方から返事をもらえる、コミュニケーションを若い医師が知るだけでも、その後の臨床行為が大きく変わってくると思います。

田中 当施設は今、4つの看護大学の3年生の臨床実習施設になっています。老年看護学を指導される先生方は高齢者の暮らしと尊厳をほんとうに大事にされていて、要介護度状態区分それぞれにおいて「豊かな"生"とは」を学ばせていますね。入職を希望してくれる学生も多く、来年度の新卒者は4名決定していますし、ユマニチュード関連施設ということで、中途入職の看護師・介護士も多数です。うれしい限りですが、責任も感じています。

川崎 私どもも昨年から、前述の2人のインストラクターが看護学科へ行って授業をするようになりました。ユマニチュードを知った学生が卒業し、入職してくるのが、すごくうれしいですね。統合実習などでも、ユマニチュードをしている場面を見る機会をプログラムに組み入れています。

当院は全国から優秀なナースたちが集まっているので、ジネスト先生の哲学や考え方については、壁を感じることなく入っていってくれるかなと思います。ただ、なかなか技術的に追いつかない部分をジレンマのように感じているのかもしれません。

今日、皆さんからお話を伺って、変化があったことや成功したことをもっと可視化して、確認する場面、看護のかかわりによって何が変わったのかということを自分たち自身が体感できるような場をつくっていかないといけないなと改めて思いました。どんな集団でも、関心のない人は必ずいるだろうと思います。しかし、全体的なムーブメントが起きて、そのムーブメントが皆さんの施設のように自然に溶け込むように変化していくのかなと思いますので、あきらめずに取

り組んでいきたいと思います。

本田　川﨑さんのところは看護研究も盛んに行われていると思いますので、ぜひ成功体験も可視化し、全国へ発信していただければと思います。

［スーパーバイズ］イヴ・ジネスト

アートの域に達するケア

イヴ　ブラボー！　素晴らしいと申し上げたいと思います。さて、ユマニチュードの施設認証を取った施設を見ていただくために、本田先生たちと一緒にフランスに行きました。フランスでは、日本の病院評価機構のように、ユマニチュードによってよいケアが実践されている施設の評価を行う制度が始まっています。

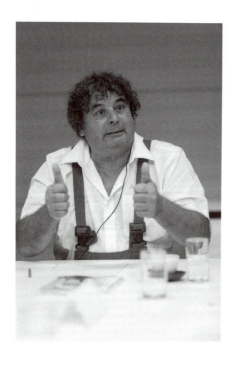

高齢者施設が一番多くユマニチュードの認定を受けていますが、そこではケアというよりは、技（わざ）、アートの域に達しています。1日に行っている仕事量は日本と変わりなく、また人員配置は日本よりも少ないのですが、みんなが落ち着いていて、慌てる様子はまったくなく、1日に1回はシャワーも浴びるし、驚くほど穏やかな時間が流れているのです。ケアは分単位で書いてあり、状況に合わせて自由に適用できるようケア提供者に任されています。看護師さんも、介護士さんもみんな、入所している人たちのことをよく知っています。<u>例えば、「彼女は、髪の毛は耳の後ろにかける」「右側は耳の後ろにかけて、左側はかけない」と</u>いうところまで。

本田　一緒に行った日本のインストラクターが「日本の個別ケアプランは、名前を隠すと誰のものか全くわからない。でも、向こうは『髪の毛はこうです』ということだけで誰のケアプランかがすぐわかる」と言っていましたね。それに、説明をしてくれた若い介護士さんが印象的でした。「さあ、私の仕事をこれから説明しますね。一番大事なことは、その方の自律性を尊重することです」と。手技や方法について説明を始めてもいいところなのに、「自律性の尊重」ということから説明を始めました。そして、その内容は施設の理事長や看護師長が私たちにそれぞれ説明してくれた内容と同じでした。つまり、働いている人が皆同じ理念のもとで仕事をしているのです。「すべての人は、入所して死ぬまで自律性がある。多くの場合、いろ

いろなことができている状態から、だんだんと自律性を失って最期に死を迎えますが、私たちは違う。人は自らの自律性を死のその日までもつことができ、自分たちはそれを実現するための補助者である」(右写真)と全ての職員が考え、実践しているのです。

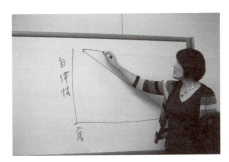

「パンツはどれにしますか?」から

本田 実際に仕事を始めたら「靴のマジックテープは(3本あるうちの)どれから止めますか」「今日の下着はどれにしますか」ということすら尋ねて本人に選んでもらっています。ケアのあいだずっと会話をしているのですが、利用者のほうがたくさん話していて、介護者はちょっと合いの手を入れるくらいです。

イヴ お喋りなんですよね。15分くらいずーっと喋り続けています。認知症の方もずーっと喋っています。

本田 そうなのですよね。ほかにも一緒に行ったインストラクターがすごく驚いていたことがありました。例えば「立ちましょう」と言ってバスルームまでお連れし、下着を選んでもらって、着替えて、帰ってきたときにはすでにベッドの高さがちょうど座る高さになっている。次にすべきことを考えて準備を確実にしながらケアが行われている……と。

宗形 流れるような……切れ目がないケアですね。

イヴ それでいて、誰も急いでいない。利用者さんたちには、足がない人も手がない人もいますが、みんなを立たせてあげる。もちろん、

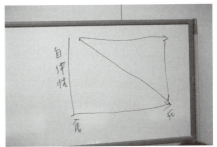

すべての人は最期まで自律性をもつことができる

経管栄養もなくて、拘束もありません。それが可能なのです。亡くなるまで、立って、身体を動かしましょうというメッセージを、入所者の方々は得ているのだと思います。私よりも彼女たちのほうが上手だなとすら思いました。やはり、毎日毎日実践をしていますから。今後、フランスの人たちも日本に研修に来ていただき、日本でどんなことをやっているかを見てもらうような交流ができたらいいですね。

(終了)

2018年9月16日医学書院にて収録
通訳:高野勢子

文献

*1 本田美和子:ヒューマニチュード(Humanitude)がケアする人の文化・意識改革を起こす～認知症に対する新たなケアメソッド～, CARA WORK, 11 (7), 3-7, 2013.
*2 本田美和子, イヴ・ジネスト, ロゼット・マレスコッティ:ユマニチュード入門, 医学書院, 2014.

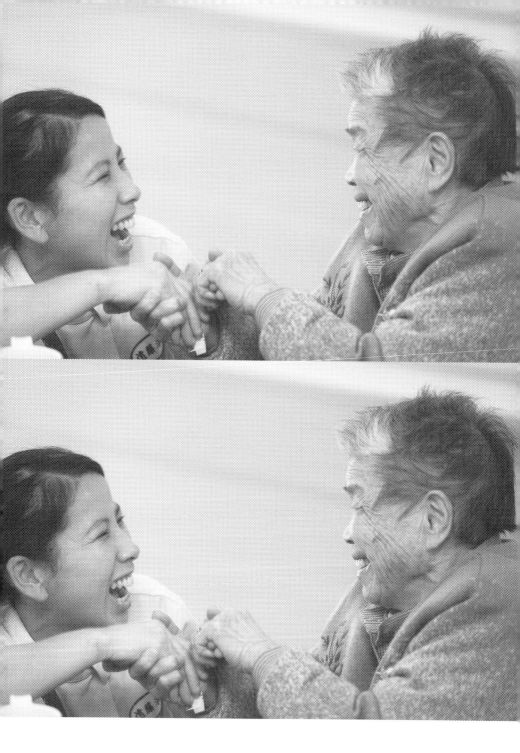

[インストラクター座談会]
「仲間の変革を支える極意」

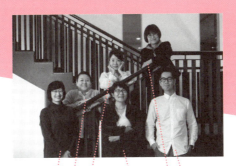

北星学園大学文学部
心理・応用コミュニケーション学科教授
大島寿美子氏

社会医療法人雪の聖母会聖マリア病院／
看護師・ICU師長
杉本智波氏

医療法人社団東山会調布東山病院／
看護師・ユマニチュード推進室
安藤夏子氏

社会医療法人原土井病院／作業療法士
安武澄夫氏

社会福祉法人三篠会高齢者総合福祉施設
ひうな荘／理学療法士・介護支援専門員
森山由香氏

国立病院機構東京医療センター総合内科医長／
ジネスト・マレスコッティ研究所日本支部代表
本田美和子氏＝司会

ユマニチュードの実践者であり、
教える人でもある「インストラクター」。
彼らは認知症・高齢者ケアの最前線で、
ユマニチュード・メソッドを広める資格者たちだ。
異なる職種背景をもつインストラクターたちに、
養成研修で受けた衝撃と、
ケア専門職としての自身や仲間の"変革"について
語り合ってもらった。

本田 まずは皆さんにユマニチュードのインストラクター養成研修に応募しようと考えたきっかけからお伺いしたく思います。

インストラクターになることを決意した出来事
若いサキちゃんのひとこと

安藤 5年前、病棟に勤務していたころ、入職2年目のサキちゃんという後輩と看護研究をすることになりました。すると、テーマを決める際に彼女が、「認知症の人にかかわる看護師の態度が気になる」と言ったのです。「患者さんに対してそういう言い方はないんじゃないか

な」というようなことがたくさんあると。フレッシュな彼女だからこそ、そういうことが見えていたのですね。私は衝撃を受けました。

当院の小川理事長（p88）と看護部長からの勧めで、ジネスト先生の研修に参加したサキちゃんが、感動して帰ってきました。「学んだことを病棟で伝達することによって、スタッフの意識が変わるか、変わらないかということを看護研究でやりたい」。そこで私も研修に参加することにしたのですが、実は半信半疑で「本当かなぁ」と、すごく斜めに見ていました。ところが、そこで学んだことを私の拙い技術で実践してみたら、患者さんの反応ががらりと変わって、また衝撃を受けたのです。看護師になって何年も経ちますが、患者さんの死に慣れてしまい悲しめなくなっていた中で、<u>患者さんがたった一言、「大丈夫」という言葉を返してくれただけで、こんなにもうれしいなんて。</u>

ユマニチュードは相手だけではなく、働いている私たちをも救うものになると思ったときに、きちんと学んでみようと思いました。

回復経過に「差」が出る要因は何だろう？

本田 杉本さんは、メールを直接いただいていたことがきっかけで、インストラクター養成研修が始まることをお伝えし、10週間のトレーニングを受けに来てくださいました。

杉本 救急の現場でずっと仕事をしてきて、脳卒中の領域に足を踏み入れた頃のことでした。語弊があるかもしれませんが脳卒中の場合、同じ血管で、同じ梗塞の大きさ、同じ程度の出血の量であれば、「治療」で行うことは決まっています。それでも、なぜか「回復」の経過は違ってくる。それには、その人らしさ—看護でいう自己概念—を支える力、つまり「ケア」がとても影響しているのだと気づいた、

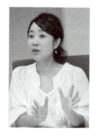

安藤夏子氏（あんどう・なつこ）
1年半前に当院にユマニチュード推進室（p90）が立ち上がり今は「ユマニチュードを組織に浸透させること」を仕事としています。看護師15年目です。私は数年前まで、認知症は一番苦手な分野でした。看護研究を一緒にやることになったサキちゃんという後輩（p103）が研修を受けたことからユマニチュードに出会い、そこからいろいろ機会をいただいて研修を重ね、インストラクターになりました。

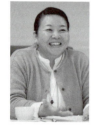

杉本智波氏（すぎもと・ちなみ）
師長として、集中治療室を2部署管轄しています。また、脳卒中リハビリテーション看護認定看護師としての役目も担っています。ドクターカーに乗ることが夢で、看護学校を卒業してからずっと救命救急センターで仕事をしてきました。しかし、脳神経センター長との出会いから、2年前にユマニチュードインストラクターの資格を取得しました。ユマニチュードの哲学に照らしてもっとも違和感があるのが、抑制です。「抑制をしない」「立つ」の実践を、急性期医療の現場で取り組んでいます。

そんな最初のきっかけがありました。

　ある日、集中治療室で患者さんがもうすぐ亡くなられるというときに、脳神経センター長が、私と研修医に「2人でついていなさい」と言われたのです。個室で家族が患者さんの手を握ったりして最期のときを過ごされている中で、私たちは非常に居心地が悪くて、研修医と一緒に「ちょっと出ていよう」と部屋を出たのです。そのあとすぐにモニターが止まり、最期はそこにいられなかった。それを、センター長にものすごく怒られました。私が、「待っているみたいで嫌だったんですよ。家族だけの時間を過ごしてもらって何が悪いんですか」と言ったら、「お前は救急しか知らないから、そんなことになるんじゃ！」と。そのときは意味がわかりませんでした。

本田　そのようなことがあったのですか。

杉本　そのうちに、そのセンター長が訪問看護を取り仕切る立場になって、私は呼ばれ、訪問看護部門に異動になりました。そこで初めて、センター長の言葉の意味がわかりました。あのときの居心地の悪さの理由は、その患者さんと家族とのあいだに、私がしっかりとした信頼関係が築けていなかったからだったのです。「集中治療室で亡くなるというのは、人生最大の不幸だと思え。しかし、そうするしかない方々がいらっしゃる。そのときにお前たちは何をするのだ？」と問われたのです。でも、在宅で亡くなる方々も、決してハッピーな方ばかりではありませんでした。私は、これは急性期医療からの課題ではないかと考えて、また急性期病棟に戻ったのです。

　患者さんたちを看ていると、ある看護師が行くと反応がよく穏やかな時間を過ごしているのに、別の看護師に担当が変わったとたんに、「ワシは、何もせん！」みたいなことが起こるのです。これは何の差なのだろうと思って観察し続けるのですが、なかなか答えが出ません。「相性の問題かな……」と片づけていました。ただ、そのストレスフルな時間を過ごす患者さんの予後は、決していい結果ではありませんでした。

　悩みながらも、半ばあきらめていたところ、またそのセンター長が「ユマニチュードを知っているか？」と。渡された本を読んで、もしかしたらこれは「技術」の差だったのかなと思ったのです。それで、センター長と一緒にユマニチュード入門コースに行きました。

　そして、ぜひスタッフに伝えて病院に広めたいと思ったのですが、案内に「スタッフに教えるには、インストラクターの資格がないと駄目ですよ」という一文が載っていたので、本田先生に養成研修を受けたい旨をメールしたのです。

本田　杉本さんからいただいたメールには、すごい熱量があって、このような情熱をお持ちの方にぜひインストラクターになっていただけたらと思い、ご参加くださるようお願いしました。そのような現場でのご経験が背景におありだったのですね。

養成研修の衝撃
価値観の転換を迫られる10週間

本田 インストラクターになるためのトレーニングを受けているときは、皆さんどんな感じでしたか。

森山 卒後30年目にして、自分自身の専門性について改めて考えさせられました。本来リハビリテーションの意味は、「人間らしい生活を取り戻す、人間性の回復」です。しかし今の現場では、何らかの障害のある方に対して「もう立つことは難しいです」と説明をすることがほとんどです。「立つこと」の解剖学的・生理学的効果については知っていましたが、「車椅子で自由に移動できるから問題ない」と、自己満足に陥っていました。ユマニチュードでは、死ぬ直前まで「立つこと」を尊重されなければなりません。その哲学を学んだとき、「立たせていない」「歩かせていない」現状に対して「専門職としてできていない」自分に気づきました。正面から向き合い、今から取り組んでいくことに対して不安と葛藤を感じ、苦しい面もありました。でも、施設に帰ると職員が「どんなことを勉強してきたの?」と聞いてくれる。その輝いた顔を見たら、「私は逃げられない」と思い、奮起しました。

本田 作業療法を背景にお持ちの安武さんは、どうでしたか。

安武 まったく未知の世界にいる10週間でした。一番心に残ったのが、「ユマニチュードは哲学だ」ということです。その前ではPTも、OTも、医師も、看護師も、介護士も、栄養士も、歯科衛生士も、相談員もみんな「ケアする人」なのです。今、専門職の専門性をさらに磨くことがいわれ、○○専門看護師、○○認定理学療法士という資格があります。それも重要ですが、それだけでは何かを置き

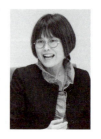

森山由香氏(もりやま・ゆか)
脳外科の病院に就職した1年目に、退院後の患者さんがどうなっていくのかを知りたくて在宅や施設へ行ったところ、歩いて退院しても、寝たきりになってしまうという現実を目の当たりにしました。それから、縁のあった現在の勤務先に26年前に入職。身体拘束を外すところから取り組んで、さまざまな認知症ケアの方法を勉強してきました。それでもなかなかうまくいかず悩んでいたときに、テレビ番組でユマニチュードを見ました。早速、施設導入準備コースの研修を受け「これは本物だ!」と。「ユマニチュードによる変化を、その方の人生レベルまで」――私たちが大事にしている「生活の質をよくする」ための一つの手段として、楽しく取り組んでいます。

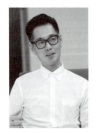

安武澄夫氏(やすたけ・すみお)
回復期、長期療養、地域包括ケア病棟……どこの病棟でも認知症の方が多い現状があったので、リハビリ部内で「認知症班」を作り、レクリエーションなど他者との交流を通して「個」にはたらきかけるリハビリテーションに取り組んでいました。そこから認知症のことについて勉強する機会が増え、3年前、当院の歯科部長である岩佐康行先生の紹介で、当時から注目を浴びていたユマニチュードのインストラクター養成研修に参加しました。現在、口腔ケアについての臨床研究にも携わり、トレーニングを受けた人の変化を調査しています。

去りにしていないかと思っていたところに、「ケアする人として、あなたは何を目指しているのですか?」と問われた。僕は衝撃を受けました。

本田　杉本さんは、どうでしたか。

杉本　私は入門コースすら受けていなくて、本だけ読んで研修に向かったので、あの10週間のインストラクター養成研修は価値観の転換を迫られたというか……「今までやってきたのは何だったのだ?」と、正直言って混乱しました。学べば学ぶほど、私がよかれと思ってやっていたケアは本当に相手に届いていたのだろうかと。ただ、哲学が大事だとわかって価値観の転換をしようにも、浅いところでもがく自分がいて、「自分が理解していないものをどうやって伝える?」と自問自答の日々でした。

でも臨床に戻って、改めてみんなの姿を見てやっと腑に落ちました。スタッフたちも"よかれと思って精一杯やっている!"つまり、少し前の私と一緒です。そこにどうやって哲学を落とし込むのか。真の「ケアをする人たち」になってもらうには技術先行で導入してはいけないと感じ、現場では、教育の方法から練り直しました。

専門家の"権力"を手放す技術

本田　インストラクター養成研修の中で、最も印象に残っていることは何でしょうか?

杉本　実習で、安武さんと一緒に脳卒中の方のケアに入りました。私も安武さんも得意分野です。「これは歩いていただきましょう。行くよ、澄ちゃん!」「よっしゃ、任せて!」と勢いよく訪室しました。

安武　そうでしたね。

杉本　ところが、非常に状態が悪くなられていて、立つどころじゃない。それこそ「家族との時間を大事にしてください」という状態だと思い、私たちは「今回は駄目だね」と。でも、この研修で指導者だった林紗美さん(p127実践録)から「やさしさを届けに行くよ」と言われまして。「どういうこと?何をしに行くの?」と思いながらついて行って、何が何だかわからないまま帰って来ました。

振り返りのときに「何をしに行ったのかわかりませんでしたが」と聞きました。そしたら林さんから、「あなたの手が伝えようとしていなかったからじゃない? 伝えようとしない手からは何も伝わらないし、相手からも何も伝わってこないよ」と……。私は、撃沈しました。

安武　あれは名言でしたね。

杉本　実践を繰り返した今ならわかりますが、正直、あのとき仲間がいなかったら荷物をまとめて帰っていたかもしれないです。

本田　ケアの経験をお持ちでなく、コミュニケーションの専門家の立場から研修にご参加になった大島さんは、いかがでしたか。

大島　親の介護さえしたことがなく、自分も入院をしたことがない。つまりケア経験ゼロですよね。そんな私がすごいなと思ったのは、「いちいち通じる!」ということでした。〈ノック〉をするとハッとする(p11)。近づいて目を合わせて声をかけると、返事が返ってくる。私にとってこ

れらのことは、まるで子どものような感動の繰り返しでした。一方、一緒に勉強している人たちは苦労しているようでした。

安武 ああ、そういうことか！

大島 それまでのやり方が出てしまったりして、すごく反省していらしたようなのです。私には反省する材料がないだけでしたが。

安武 はい、落ち込んでいました……。

大島 この技法の一番面白いところは、「今、この瞬間を、この目の前にいる人といかに過ごすかということに100％自分をかける」ということ。だから成功も、失敗もないはずなのです。

本田 自分がしたかったことがうまくいったかどうかではなく、相手に何かを伝え、相手からの反応を受け取ることができたかどうか、ということでしょうか。

大島 そうです。自分がはたらきかけたこと以上に、相手からもらうものが多いと感じました。もとの私の問題意識（下記自己紹介）に還るのですが、専門家がもっている権力が、いかに本人たちの自覚のないままに行使されているのかということでした。研修の中でも「力を使うのはタブーである」ということを、繰り返し教わりますよね。この"権力をいかに手放すか"とい

うことが重要で、ユマニチュードはその技術である、これが私の一番の発見でした。

哲学がわかると困り始める

本田 杉本さんが研修を終えて間もない頃に、「ユマニチュードで大切なのは、技術の問題ではない。とにかく哲学がなければ、全然だめだと現場で痛感している」とおっしゃったことがありました。職場でスタッフにユマニチュードを教えるにあたって、なぜそのようにお感じになったのでしょうか。

杉本 技術だけ教えると、だんだん使わなくなるのです。なぜなら、「困らない」からです。ただ哲学がわかってくると、ちょっと困り始める。どう考えても哲学を裏づけにもっているほうが、あるべき姿なので「これでいいのかな？」と思い始めます。逆に言うと、そう思わないことには、この技術を使ってくれません。そのことに、10週間では気づけませんでした。

安藤 今思えば私も、言葉を獲得する前のヘレン・ケラーのような状態でした。私の10週間は、技術的には上達しました。ただ、言われたことを手探りでやっているだけで、「哲学」が降りて来るまで、現場に帰って1年くら

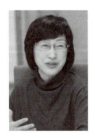

大島寿美子氏（おおしま・すみこ）

ケアの専門職ではなく、長年、科学分野の記者をしてきました。大学に来てからは、科学コミュニケーションやがんサバイバーシップについて研究をしています。記者になった原点でもある「科学をどう一般の人たちに知らせていくか」という観点からも、専門的知識を"持っている人"と"持っていない人"の関係性が、非常に重要だと思ってきました。がんのサバイバーシップの研究で知ったのは、患者が医療者との関係に悩んでいるということ。なかには怒りを感じたり、あきらめを感じたりする人たちもいることでした。昔からの知り合いである本田美和子先生にお会いし、イヴ・ジネスト先生と3人で話をしたときに、非常に関心領域が重なっているということに興奮し、感銘を受けました。私が大学の国内研修で東京に来ることになったときにフランスにも誘われ、研究を兼ねてインストラクター養成研修にも参加すること。元々記者なので、覗いてみよう、観察してみようと。そして、皆さんに教えていただいてインストラクターになりました。

いかかったと思います。インストラクターになったあとも心のどこかで、「〈立つ〉というのは看護師の仕事じゃない」と思っていました。

そんな中、実践を通して相手の反応を感じるなかで、「そういうことか！ だから哲学が大事なのだ」と、あるときわかりました。「これがWATER！」と降りてきた（笑）。それはほんとうに、相手が教えてくれたという感じがします。そうして初めて、人前で哲学が喋れるようになりました。自分の中で腑に落ちていないことは、話すことはできないものですね。

杉本 すごくよくわかります。

安藤 ただ、ときには技術先行でもいいと私は思っています。当院に「技術はやってないけど、哲学はわかる」と言ってくれた医師がいます。患者さんから信頼され、愛されている医師です。普段の仕事ぶりを見ていると大事にしたい哲学が共通している。だからこそ細かい技術は必要としていない。逆に、哲学の部分はまだ理解していないけれども、「困ったときにはアイコンタクトが大事なのよね」と、技術のほうが響く人たちもいる。人によって響く場所が違う、そういうところを見極めながら伝えていきたいですね。

ユマニチュードで抑制を減らす

1年でせん妄が1/5、身体抑制は半分に

本田 インストラクター試験に合格した後の、それぞれの職場でのご経験を教えていただけますか？

杉本 今、取り組んでいるのは「哲学をもって現場を見直す」ことで、最も違和感があるのが抑制です。急性期病院の集中治療室だからこそ「哲学」を大事にしたい。院内の抑制の実施率をいかに下げるか、看護部長と一緒に試みています。

本田 杉本さんはスタッフたちにユマニチュードのトレーニングを行う前の1年間と、ICUの看護スタッフ全員に杉本さんがトレーニングを行った後の1年間で、ICUに入院したそれぞれ約900人について「せん妄」と「身体抑制」にどのような変化が生じたかを検討する前後比較研究を実施されました。その結果、せん妄が1/5に減って、身体抑制も半分になったことを米国せん妄学会でご発表になりました。

杉本 約30名の看護師にユマニチュードのトレーニングをして、困ったときには自分が一緒にケアすることを積み重ねました。その結果を目に見える形にしたかったのです。

現場で問答しながら、講習を入れていく

本田 実際、どのようにトレーニングをなさったのでしょうか？

杉本 「こうあるべきだ」「さあユマニチュードやりますよ」といくら声を高らかにあげても、それは届きません。みんなは一生懸命やっているし、患者さんを思う気持ちもある。ただ、守っているものが、いつの日かずれてしまうことがあるというだけなのです。

たとえば集中治療室では、その方の命にかかわる「管」を守るために抑制をするわけです。

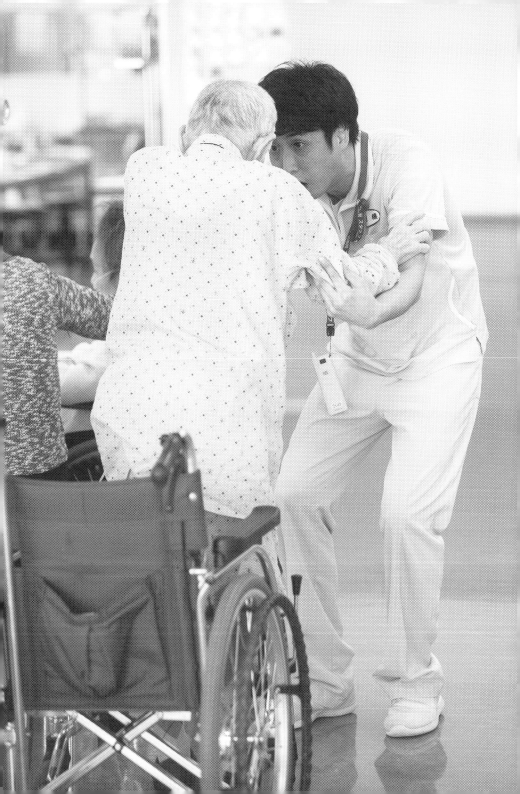

患者さんは、この管が重要であると理解ができれば抜かないのです。でも、痛みに耐えきれなかったら、わかったうえでも抜いてしまうかもしれない瀬戸際にいる。そこで、命の管を守る看護師に、抑制をする理由を問いかけます。「覚醒度が悪くて、私たちの言っていることがわからないからです」となったときに、そこで初めてユマニチュードの技術の話をするのです。「しっかり見て、触れて、話して、ノックをする。〈5ステップ〉（p66）の中でケアをしてみてください。もしかしたら、反応がない、理解ができないと思っていた方から、しっかりとしたお返事が返ってくるかもしれないですよ」と。

　管を抜いてしまうという行動は、苦痛や不安がある場合に起こるので、それを緩和する手段としては、薬もあるかもしれません。私たちのもっている目や手は、いい効果も生むし、逆効果を生むことがある。ただ、いろいろな方法がある中で、自分たちの姿をちょっと見直してみようかという話をすると、「ちょっとこれでは（抑制や薬は）いけない……」と思っているらしい様子が、みんなの中にも見え始めました。

本田　気づいてもらうことから始めたのですね。
杉本　抑制をしない勇気をもつには、各自が考え、哲学に照らして振り返る力をもつ必要があります。現場でそういう問答をする中で、ユマニチュードの知識を伝える講習会を入れていきました。

成功体験を増やす

杉本　そして「私がやるから見ておいて」ではなく、難渋しているなと思ったところには一緒に行ってみようと誘います。「もうちょっと目を近づけて」とそばで伝え、実践してもらい、1人ずつ成功体験を増やしていきました。

本田　スタッフに根づいていった、とお感じになったのはどのようなときでしたでしょうか。

杉本　幸い当院には実習生が来ますので、学生から「なぜ、こういうふうにしているのですか」とスタッフは聞かれます。そこできちんと説明できるようになっているかどうかを、そのスタッフが落とし込めているかどうかの指標にしています。病棟全体としては、今ではまず抑制もしませんし、車いすがゴールだったところ歩行までいきます。歩行まではいけない人も、必ず端坐位を取ります。それは、〈立つ〉ということの持っている意味を本当に理解しているからです。

安武　私がインストラクターになったばかりの頃にかかわった方で、再び歩行を獲得して2年が過ぎようとしている方がいます。今もなお歩行を続けていられるのは、病棟スタッフ、奥さん、リハスタッフが関係性を届け、それを日々継続しているからです。もし、あのとき立つこと・歩くことを選択していなければ、もしかしたら今も寝たきりで言葉も発されなかったかもしれません。

本田　〈立つ〉ことを実践できるスタッフは大事ですね。

安武　ユマニチュードの〈立つ〉技術は、関係性に着目するという特徴があります。また、患者に「誤った感覚」を与えないように動作を介助します。一般的に歩行を介助するとき

は、膝折れしないようにと患者の体を支えますが、それでは時として認知機能の落ちている人にとっては体を持ち上げられていると錯覚してしまいます。ユマニチュードの歩行介助を行うと、ニュートラル（中間的）に下肢を振り出されます。本当に自然な反応で、ご自身のこれまでの手続き記憶を引き出せるようです。

安藤　病棟スタッフにこそ、成功体験をしてもらわないといけませんね。私は「推進室」として病棟から出てしまったことで、別の課題に直面しています。それは、私たちが困難事例の相談を受けて対応するために、私たちが「ユマニチュードをする人」になってしまっていることです。新しい文化の導入については「理解すること」と「実践すること」に壁があります。私たちもできることから繰り返し、伝えながらですね。

最後の答えは「相手」から

本田　スタッフへの問いかけのコツというのはあるのでしょうか。

杉本　明確なお答えになるかどうかわからないですが、「新しい考え方」を知って現場を見ると、正直「なんでやらない？（怒）」と思ってしまう自分もいます。「え？　なんで、そういう声かけをしちゃうの？」と。まるで違う価値観をもっている人を「わからない人」というふうに見がちです。だけど、「彼らも患者さんのために精一杯やっている。気づいていないだけ」と自分に言い聞かせています。それはつまり、周りの仲間を信じることでしょうか。だからこそ、問答を続けられるのだと思います。「抑制も、患者さんのことを守るためなんだよね」と。「けれども、よく考えたらどうかなぁ」……と。最後の答えは、相手からもらうことが大事ですね。

安武　自律性ですね。

森山　答えは相手がもっている、と信じる。

杉本　はい。こちらから「守っているものが違うよね」と言うと、問答に発展しません。もしそこで出なければ、「しばらく、考えようか」と言います。抑制も、「なんで始めたの？」と聞くと、さきほどの例のように、始めた理由は言えます。「じゃあ、どういうサインが患者さんから出たら、外す？」という話をすると、「あ……（そうか）」となる。「外す基準は、あなたの中にはないのよね」という気づきから、「どうやったら外れるだろうね？」「外すための毎日のケアは、どうすればいいんだろうね」というようなところを、さかのぼりながら問答していくような感じですね。

森山　私も昔、「なぜ、なぜ」と聞いていました。ただそうすると相手は責められているような気がすると気づいて、やめました（笑）。「何があってそうなった？」「どういうときにそう思った？」というように、事実と感情を引き出す聞き方をするようになりましたね。気づいた時点でそこから学びトライしていくというスタンスでいかないと、チームで取り組むのは難しいです。「慣習にとらわれない」が原則ですよね。

安武　僕は、まだ「なぜ？」って言ってしまっていますね。

抑制をしないためのユマニチュード

本田 抑制を外すには、勇気が要りますよね。

杉本 "外すためのマニュアル"は、実は山ほどありますが、役に立っていないのが実情です。どこの学会も、外す基準を実践に結びつけて出しています。でもそれは抑制ありきの「外す基準」ですし、少なくとも私の経験上、それをもとに抑制解除をしている場面を見たことがありません。逆に始める基準は明確で、私が、「その抑制、要るのかなぁ……」と問いかけた相手の思考過程をみると、「チューブを触っているから」と答えが返ってくるのですが。

安藤 「要るのかなぁ……」という問いかけ、いいですね。

杉本 「どうかなぁ」「要るのかなぁ」「毎日見ているよね」「考えてみて」と、よくつぶやいていますね。

森山 そうすると誰かが「いいよ、外してみようよ」と言ってくれそうですね。それでもやはり、「責任は取る！」と言ってくれる人が必要ですが。

杉本 そうですね。私が管理職だから言えるのかもしれません。でも、勇気を出してみんなで抑制を外したら、実は要らなかったということが多いのです。すると、「本当はもっと早くから外してもよかったんじゃないか……」とスタッフから言って来てくれて、「ちょっとこれを失敗事例としてまとめてみたい」という申し出がありました。

本田 そういう芽が出るようになるために環境を整え、職場の文化を変えていくことが大切なのですね。

杉本 あれは、さすがにうれしかったです。「僕たちがケアを変えてみるから、あと1日ください」って医師に頼んでいる姿を見て、涙しましたね。

森山 抑制を行うか外すかということではなく、「抑制をしないためのユマニチュード」として考えることができます。2018年4月の介護報酬改定で、改めて介護施設での身体拘束は廃止の方向への取り組みが見直されています。「サービスの提供にあたっては、当該入所者（利用者）又は他の入所者（利用者）等の生命または身体を保護するため緊急やむを得ない場合を除き、身体的拘束その他の入所者（利用者）の行動を制限する行為を行ってはならない」と、禁止規定が定められています。緊急やむを得ず身体拘束を行う場合、「切迫性」「非代替性」「一時性」の3つの要件を満たしたうえでモニタリングをしていかなければ、身体拘束は認められません。拘束ありきではなく、非代替性、つまり心身を拘束しないための代替え方法を必ず試さなければいけません。その中の1つが「ユマニチュード」であると考えています。

身体拘束が減ると、目に見えない拘束が増えるという落とし穴

本田 森山さんの施設では、いかがでしょうか。

森山 当施設はいわば生活の場なのですが、

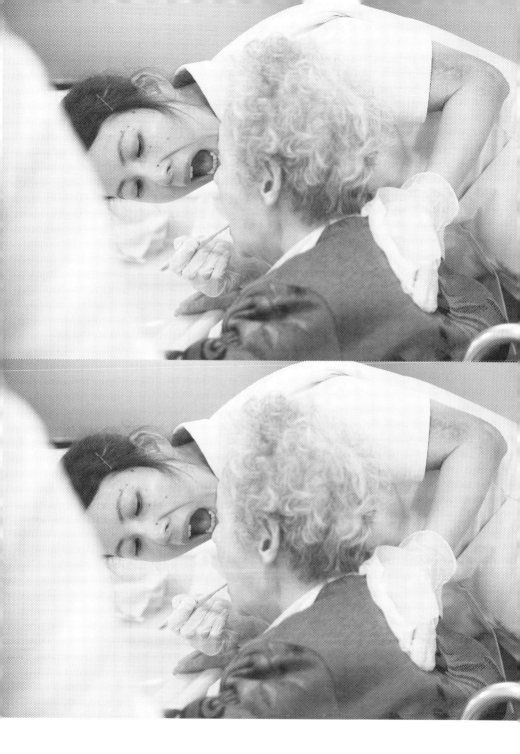

「魔の3ロック」と言われるものがあります。スピーチロック、ドラッグロック、フィジカルロックです。フィジカルロックである身体拘束がなくなると、スピーチロックとドラッグロック、つまり目に見えない拘束が増える傾向がありますね。

本田 スピーチロックは、「〜をしないでください」と言葉で制すること、そしてドラッグロックは薬による抑制ですね。

森山 スピーチロックの問題を解決するには、ユマニチュードの導入が最も効果的だと思いました。まず、現場スタッフにケアで困っている方をピックアップしてもらい、自分たちが行っているケアの様子をビデオに撮りました。特に「言葉による抑制」は、現場では形に残りません。ある意味、身体抑制を減らすことよりも難しいかもしれません。ビデオに撮るのは、自分たちのケアの現状を可視化し、分析するためです。

「ビデオ撮影」の効果がすごい

本田 ビデオ分析の効果はどうだったのでしょうか。

森山 ケアの場面をビデオで撮り、見直す。それらを、その場にいなかったスタッフとも共有していき、そこで得られた気づきを即実践することとすると、少しずつ成功事例が出始めました。成功事例のビデオから学んだことは、「利用者を変える」のではなく、「まずは自分たちが変わること」が大事だということ。その結果、一番大きく変化するのが「利用者さんの表情(心の声)」だと、わかりました。

本田 安武さんは原土井病院で、ユマニチュード教育効果を評価する臨床研究を行っていらっしゃいます。これもビデオ撮影を用いたケアの要素を分析する研究ですね。

安武 はい。この研究の手法にも可能性を感じています。これまでの研究のように、全職員対象に研修を、アンケートを、となるとトレーニングを兼ねているとはわかっていても現場にはしわ寄せがいって、もうアレルギー状態です(笑)。

本田 新しい技術を導入することに加えて、調査票を記入することをお願いするのはかなりの負担になりますよね。

安武 ただ、今やっている研究のように、目線など、傍(はた)から見たものを残す研究の仕方というのは、学びの手法としてすごいいです。以前の僕は、「時間を捻出してください」と管理職にお願いに行き、間延びしたような研修を組み、それをなんとかこなすことの繰り返しで。「楽しかったです」「こうしようと思います」という反応が返ってきても、それが実践に活かされていたのか、生産性に結びついていたのかは不明です。研修で習っただけのことは、僕たちは忘れてしまいますから。

ビデオを分析すると、かなり有益な情報が得られます。「経験のある人にエプロンをしていることが多いのは、感染のことも気をつけているからですね」というように、口腔ケアのスキルだけでも新人とベテランのあいだには差があります。それをみんなで研究として共有していけば、第2クールはもっといいものになる。研

究が目的での撮影、というのもプレッシャーを少なくしてくれるのかもしれません。

本田 仕事の場での研究が、そのまま教育になっていくのですね。安武さんのこの取り組みを先行例として、より実践に役に立つ方法を考えていきたいと思います。

ケアの質にこだわる

社会生活を継続することこそ、大事

森山 〈見る〉〈話す〉〈触れる〉〈立つ〉の〈4つの柱〉も重要ですが、私は併せて3つの「間」も大事だと思っています。「時間」は、"どのタイミング""どのくらいかかわる時間をもつか"、「空間」は"生活やケアの場がどのような環境であるか"、そして「人間」"利用者、家族、介在する私たちスタッフの「間」"が大事です。この3つがうまく合わさったときに利用者さんの表情や発語に変化が出始めます。ユマニチュードへの最初の驚きは、この変化からADLの劇的な改善につながる点ですが、そこで終わってはいけないと思っています。ユマニチュードを行うことが「目的」ではなく、あくまでも1つの「手段」であるということです。ジネスト先生から学んだ哲学で、「動くことは生きること！」という言葉が心に残っています。「動くことを制限する」ということは「生きることを否定すること」になります。当施設では2年前から本人の声なき声に耳を傾けしたいことができる場や尊厳性を取り戻し、生活につなげるケアプランを作成しています。それは動作支援ではなく、生活の質にかかわっていこうというものです。施設に入所しても、市民として生きる、社会生活を継続するということです。ご本人が行きたいと思うところへ出かけていきます（p121エピソード）。

本田 病院や介護施設を対象としたユマニチュード認証制度が、フランスでは始まっています。日本の病院評価機構が行っている施設認定制度のようなものです。すでに15の施設が認証を受け、現在80の病院や施設が認証を受ける準備を進めています。日本でもケアの質の担保のために同様の制度が作れないかと検討を重ねていて、森山さんは日本でのユマニチュード認証制度策定に関する計画の担当者としてお力を貸してくださっています。

森山 フランスの認証施設に実習に行きました。認証されるにはクリアすべき項目が350あり、ユマニチュードマニュアルとして具体化されています。2018年現在、世界でも認定施設は15施設しかありません。3年から最大5年間かけて取得します。

日本のインストラクターとしては帰国後、その項目1つひとつを気づいたところから取り組んでいくために、当施設のユマニチュード推進委員会の中で5つの部会を立ち上げました。①食事、②排泄、③アクティビティ、④〈立つ〉ことの推進、⑤〈5つのステップ〉（p66）、それぞれの検討委員会で、ユマニチュードを推進するための具体的な工夫を検討しています。もっとも進んでいるのが排泄検討委員会です。たとえば「もらさないこと」に終始して

いたおむつやパッドの当て方を、ユマニチュードの哲学と技術で見直した結果、職員から<u>「坐位姿勢や車いすの駆動が変わりました」</u>と、写真やビデオで報告がありました。私はリハビリ職なので、車椅子やクッションの選択・調整を行いますが、いくらよいシーティングを行っても内部のおむつの当て方が悪ければ意味がありません。排泄に対する考えやケアを見直すことで、坐位姿勢の改善だけでなく、歩行形態、歩幅が変わります。立てないと思っていた方の歩行介助ができるようになります。とくに、重心移動が楽になり、立ち上がりや立位姿勢が改善したため、転倒予防にもつながっています。

本田 脚がよく動くようになるのですね。

森山 はい。骨盤や股関節の動きがよくなります。ということは、たとえベッド上で過ごす時間が長い方でも、拘縮や褥創の予防や、その方の「動きたい」という意欲を保証することにつながります。結果、おむつの使用量が格段に減り、ゴミの量も減り、費用対効果もありました。

心が動けば体が動く

本田 職場のみんなで学んでもらうために必要なことは何でしょうか？

森山 1事例ずつ積み重ねることも大事、加えて組織的に委員会を立ち上げ、組み立てていくことも必要。でも私は、「利用者・職員の心が動けば体が動く」をモットーにしています。前述の委員会の「食事」については、フランスの施設で見学した「パンケーキの日」を参考にして、「モーニングカフェ」を月1回開催しています。焼きたてのパンケーキと搾りたての生ジュース、オニオンスープ。フロアに広がるいい香りは大好評です。利用者さんの食事用のエプロンについても、「衣服を汚れから守るエプロン」から「おしゃれなエプロン」を目指したいという思いをスタッフとも共有し、改革に取り組んでいます。

ユマニチュードのケア技術向上については、インストラクターだけができても継続されません。移乗の技術は1つ間違えれば危険につながることもあり、勉強会を重ねたのちに「試験」制度を設けています。ペアと一緒に行う「仮免許」制度も。

本田 仮免許や試験などで達成感を得ることができますね。

森山 そうですね。また、ケアする姿勢も大事にしようということで、「ケア提供中の札」を作成しました。これもフランスの認証施設で学んだ1つで、ケア中に「森山がケアしています」とドアノブやカーテンにかけ、プライバシーや、ケア提供時の「3つの間」を大切にするためのものです。早速導入しようと150名分の札を作成したのですが、よく考えると、利用者さんの部屋のドアにかけるのであれば、「私は今、森山さんからケアを受けています」と、その方が主語であるべきだとつくり直しました。でも、この意思表明こそが、次のステップにつながると信じています。

インストラクターの役目

実践からエビデンスを積み重ねる

森山 最近もっともうれしかったことは、ベストサービスアワード*¹で、現場で取り組んだ業務改善やサービス向上などの取り組みを「チャレンジレポート」にしたものを発表（p121のエピソード）し、施設代表50人などの投票によって、私たちのユマニチュードの取り組みが「アナリスト賞」をもらったことです。これは、「効果判定などのプロセスを評価し根拠に基づいて結果を出した」という賞であり、"よくがんばった賞"とは違う、実質的な質の評価だととらえています。このような現場への評価は、スタッフの意欲向上やバーンアウト防止につながると考えています。

杉本 特に日本の医療文化の中においては、エビデンスをいかに求めていくのかというところが大事かもしれません。私たちはユマニチュードを伝えることも役目ですが、この技術を、特定の人だけにできる特別なものではなく、「誰もができるもの」にしていく必要があります。そのためにも、看護実践に立ち返りながらエビデンスを発信していくことも役目かなと考えています。

ターミナルケアや緩和ケアの領域における必要性

大島 福岡市では、自治体主導で、家族に対してユマニチュードを普及させようとしています。私たちは職場からユマニチュードを広めようとしていますが、地域や家族に浸透していくと、逆の方向から医療の中に入っていくというような流れができます。もちろん、エビデンスを積み上げることは重要です。しかし、地域に広がることによって相互から支えることができる技法です。

安武 僕も、両方の軸が必要だと思っています。地域との連携は重要ですね。

杉本 病院内連携も課題です。病棟が変わったら駄目、では意味がありませんよね。

安藤 私は、ユマニチュードが、認知症ケアというふうに限定されてしまってはいけないと思っています。ユマニチュードの考え方は、すべての人に対するものなのだと発信していきたいですね（p123エピソード）。ターミナルケアや緩和ケアの領域における必要性を、ひしひしと感じています。生まれたての新生児がこれからヒトの世界で生きていくために最初に必要とするものと、人間の世界を生きてきてその終わりが迫っている人が最期に必要とする「人間の本質的なもの」は、同じなのではないか。そう感じています。

大島 人として必ず必要なかかわりの根幹に位置する、そういうコミュニケーション技法ですよね。しかし私たちは、自分の家族にさえもできていない。夫婦や子ども、職場の同僚との関係、そういう点でも、きっとここにいろいろなエッセンスが詰まっています。

森山 はじめに大島先生がおっしゃった「専

---

*¹ 森山氏が所属する社会福祉法人三篠会で定期的に行われる、業務やサービス改善の取り組みに対する賞。表彰式はホテルで行われ、学生や地域の関連機関からの観覧も受け付けている。

門家が権力を手放す」という言葉。そこから始まるのかもしれないですね。

杉本　本当ですね。しかし、志をしっかりもっていないと。現場に責任をもつ身としては、自分との闘いでもあるような気がします。

安武　そうなんですよ。専門家はすぐに見失うのです。

森山　信念というか。哲学を持っていないといけないよね。

杉本　そのためには、やはり実践を繰り返すことと、みんなの話を聞くことかな。でも、心がパキッと折れそうになるときが……。

安藤　ありますあります！　志をもったインストラクターも、職場では一生懸命な分、1人で悩んだりしています。今日のように、インストラクター同士が集まって話し合う機会も大事ですね。きっと同じ悩みもあるし、違う発見があったりします。

森山　それぞれの強みが発揮できる、お互いを尊重できる会として、今後も交流していけたらいいですね。

杉本　ありがとうございます。

本田　頼もしいお話をみなさんからお伺いできて、本当にうれしいです。これからもどうぞよろしくお願いします。

（終了）

2018年11月28日医学書院にて収録

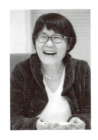

インストラクター実践録 ①

人生にかかわってこそ
本当のユマニチュード

森山由香
社会福祉法人三篠会高齢者総合福祉施設ひうな荘／
理学療法士・介護支援専門員

失明された85歳女性

　85歳、女性、アルツハイマー型認知症、要介護5、上下肢の拘縮が強く、いつもベッド上では両膝を立て、両腕は胸の上でぎゅっと曲げた方です。自宅で介護を受けていましたが、転倒・徘徊で夫がケアできなくなり、当施設へ。バランスが悪く、立って歩くたびに転倒するので眼科を受診したとろ、失明されていました。精神科を受診しても、「脳の萎縮があり、特に海馬はかなり萎縮しています」と、厳しい状況でした。そこからは坂道を転がるように寝たきりになり、拘縮が強まり、しゃべらず、眼を閉じている状態になっていました。

　視覚に訴えることができないため、〈4つの柱〉のうち、〈見る〉の技術が使えません。そこで、〈話す〉〈触れる〉だけで介入することにしました。持ち上げず、寝たままトランスファーシートとシーツを使った移乗を〈マスターと黒衣〉で、〈オートフィードバック〉（p42）を用いて行ってみます。すると、目を開け、まるで見えているかのような表情になり笑いかけてくれました。

　車椅子に移った後、さらに〈触れる〉技術を用いたところ、曲がっていた肘や指が伸び、足もステップに乗らないくらい拘縮していたものが、座位がしっかりとれるようになりました。これまでは厳しかった顔や表情も緩み、簡単な応答もできるようになりました。

アイスクリームを食べに出掛ける

　そこで、私たちは外出を計画しました。社会参加です。亡くなったご主人とアイスクリームを食べることが楽しみだったとお聞きし、県外に住む娘さんが面会に来られる日に合わせて、出かける計画を立てました。拘縮していた足も伸びたので、スカートを履いてみませんかと声をかけたところ、自分で足を伸ばしてくれました。手の指も伸びたので、その日は娘さんにマニキュアも塗ってもらって、お化粧もしてもらいました。口紅を塗って鏡を見せたところ、表情が変わり、鏡をのぞき込んでいます——見えている？　口紅を唇になじませるしぐさもしています。

車中では、車窓からの風景を"見て"いるような様子です。窓を開けたところ、風を感じているような表情に。娘さんも語りかけている途中、手は鼻へ。なんと左右の鼻をほじり始めました。それまでは自由に手が動かなかったため、掻きたいときに掻ける喜びなのでしょうか。本人も含め、車中は笑いの渦に！

　撮影していたビデオを見返すと、アイスクリーム屋の途中にあったパン屋のいい香りに、周囲にいた私たちより先に気づいています。店内では冷たいスプーンに顔をしかめ、娘さんの差し出すアイスに自ら顔を近づけていました。

　それまでの私たちのケアを振り返ってみると、この方にとって最悪なことに、「見ない」「最低限の話しかけしかしない」「触れない」といったことで、「あなたは存在しない」というメッセージを伝えてしまっていました。私たちはこの方を"見ているようで見てなかった"……。「どうせわからない？」決してそうではなかったのです。

　私たちは、食事・排泄・入浴等のADL改善や基本的ケアにとらわれ、「人とは何か？」「ケアする人とは何か？」という哲学をもっていなかった。やさしさを伝え「尊重されている」というメッセージを、この方が理解できる形で伝える技術を知らなかったということです。

　次は〈立つ〉に挑戦です。夏祭りには浴衣を着て、ぜひ立って参加していただこうと計画していましたが、広島では災害が起こり叶いませんでした。

　ADLの変化や回復に驚いているだけでは、「ユマニチュードのためユマニチュード」止まりです。目標を、ADLの向上から「その方の人生の楽しみ」につなげる。そして、ケアする人である私たちによって「失いかけた尊厳性を取り戻す」〈第三の誕生〉それこそが、本当の「その方のためのユマニチュード」だと私たちは考えます。

インストラクター実践録②

死を前にした彼が教えてくれたこと
──ターミナル期におけるユマニチュードの意義

安藤夏子
医療法人社団東山会調布東山病院／看護師・ユマニチュード推進室

そのケアは本人にどう届いているか

　40代、がんに侵され末期の男性がいました。脳転移の影響か、反応が乏しく会話も噛み合わない、痛みも強く麻薬の持続投与がなされ、全身浮腫の寝たきりの状態でした。奥様は小さい子どもを抱え、その状況をどう理解していいのか、何をしてあげたらいいのかわからず不安に押しつぶされそうになっていました。

　このような場合、看護計画には「疼痛コントロール」「褥瘡のリスク」「急変のリスク」などが上がります。そして、ターミナルケアにも努め、本人・家族の思いに寄り添います。けれども私の今までのケアは、最期のときが近づくほど、できないことが増えていくほど、対象としていたのはその人の身体的な部分でした。本人が自分でできない部分、病気の部分に注目し、疼痛の有無、インアウトバランス、睡眠状況、バイタルサインなどを注意深く観察し、足りない部分のケアに努めてきました。

　けれどもユマニチュードに出会い、ケアとは何か、われわれは何をする人か、何を届ける人なのかと、ユマニチュードの哲学が腑に落ちたときからケアのあり方が変わりました。今までは懸命に身体的なケアに努める一方で、本人とのコミュニケーションは乏しくなっていたり、本人の意思がわかりにくくなると本人の代わりに何かを決めていました。さらに、自分の身体を自分でうまく動かせなくなったとき、私たちは本人の許可を得るよりも先に身体に触れ、勝手に持ち上げて動かします。そのように扱われているうちに、本人は自分の身体を失っていきます。自律性が保たれていたとは言えない状況を生み出していたかもしれません。

　どんな状態でも人には最期まで自分らしく生きる権利があります。ですが、自分の存在を認めてくれる人がまわりにいなければ人は自分らしさや人間らしさを失う状況に置かれてしまいます。

　たとえば、人として認め合うために必要なユマニチュードの〈4つの柱〉（p52）は脆弱な

状態にある彼の周りでどうなっていたでしょうか。

彼の目は眼球浮腫で膨れ上がっていました。若い彼とそれまで自然にとってきた距離でのアイコンタクトは、そのときの彼には難しい状況でした。奥様は少し離れた場所に座り、彼の様子をみていました。その視線は届いていたでしょうか。

話しかける言葉は、病気にまつわることばかりになってしまいがちです。「痛みはどうですか？ 口を綺麗にしますね。口あけてください。点滴漏れちゃいましたね。もう一度針を入れさせてくださいね。身体の向きを変えます」私がそばにいた時間、医療者から本人に話しかけた言葉の内容です。

人は病気の部分だけで生きているわけではありません。けれども注目してしまうのは、やはり困難を抱えている部分であり、出てくる言葉も自然とそれに偏ってしまいます。その言葉は彼にどう届いていたでしょうか。「あなたは病気なんです。私の援助が必要です」というだけのメッセージになってはいないでしょうか。

また、全身浮腫でした。少し触れただけで水があふれてきそうな状態でした。体位変換をする手は、大きな彼の身体に食い込んでいました。その触れ方でやさしさは伝わっていたでしょうか。そして、立って歩き自分の欲するものを求めに行く、自由であることは4点柵に囲まれた彼にはもうありませんでした。人として認め合うために必要なユマニチュードの〈4つの柱〉の要素はすべて希薄になり、その中心に横たわる彼は、ただそこで息をしているだけでした。

技術を通してやさしさを伝える

私はまず近い距離から、眼球浮腫で膨らんだ目をしっかりと見つめました。すると黒目に力が入り、見つめ返してくれました。「こんにちは。会いにきました」そう伝えると、うなずいてくれました。反応をしっかりと感じることができました。

口の中は出血塊だらけで痛みが強く、口腔ケアが大変だということでした。そこで、本人の好きな飲み物を聞きました。奥様が本人の代わりに「りんごジュース」と答えてくれたので「りんごジュース好きですか？ じゃあ、りんごジュースで口の中を湿らせましょう」と伝えました。またうなずいて口を開けてくれました。りんごジュースで湿らせたガーゼを指に巻き、少しずつ口の中を湿らせていくと、彼は口の中に広がる味を感じるかのように目を閉じ、また開けてくれました。りんごジュースのあとは水に変えてきれいにふき取りました。

それから、「しばらく髪を洗っていない」と奥様が言っていたので、ベッド上でシャンプーをすると笑ってくれました。浮腫で膨らんだ身体に触れるときには、下から広く包み込んで支えるよう奥様に伝えました。

彼と過ごした時間、立位はもう難しい状況でしたが、人間関係を築き「あなたはここにいる大事な存在である」ということを〈見る〉〈話す〉〈触れる〉の技術を使いながら伝え続けました。

その3日後、奥様から彼が永眠したとメールをもらいました。そのメールには「あのあと本人を見て、口の中が痛かったからやさしくやってもらえてよかったね、と伝えたら、微笑みながらウンウンてうなずいていた。夫に安心感を与えてくれて本当にありがとう」と書かれていました。

彼女は私の大事な友だちで、彼は彼女が愛する旦那様でした。彼女から私に届いたSOSを受け取って、仕事ではなく彼に会いにいくことができたのは、ユマニチュードが私を支えてくれたからに他なりません。

本人の身体は最期まで本人のもの

「寄り添う」ことを実践するのは言葉以上の難しさがあります。ただそばにいるだけではない。痛いこと、つらいことを緩和することだけではない。「あなたはここに存在していて、私はそれを認めています。あなたをとても大切に思い尊重しています」それらを本人が感じられるように伝え続けること。「寄り添う」にも技術が必要だと知りました。

どんな状況に置かれていても、人は自分にとって「よいこと」を身体の反応で伝えることができます。例え自立することが難しくなったとしても、本人の身体は最期まで本人のものです。

私たちにそれを奪う権利はありません。本人のその身体から発せられるメッセージを受け取ってあげられる人がいれば、最期まで自律性を尊重したケアは目指せると感じています。

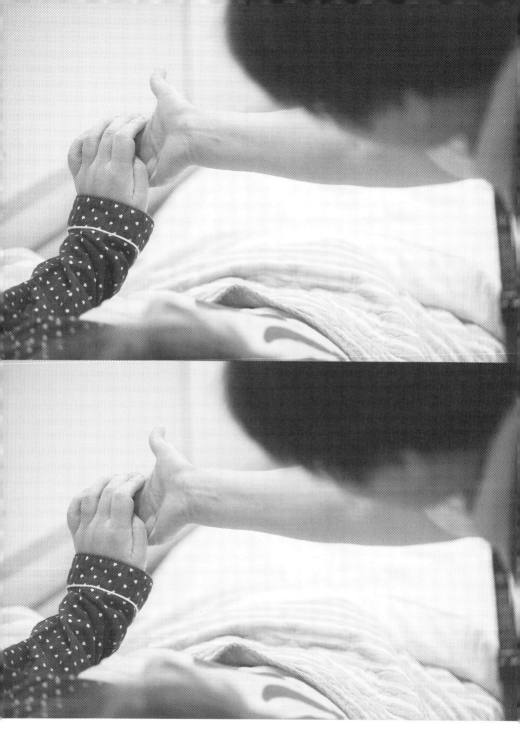

実践録アーカイブ
一歩踏み出した看護師たち

「帰りたい」「嫌だ」と患者さんから拒否される。何を言っているのかわからない。一生懸命ケアしているけれど、これでいいのかと悩む——そんな高齢者ケアの課題に向き合い、ユマニチュードを導入し、一歩踏み出した看護師たち。各病院で活躍するユマニチュード・インストラクターたちの、当時の実践録をアーカイブする（本稿における執筆者の所属、病院・病棟概要は当時のままです）。

総合内科病棟における実践
認知症高齢者を"わからない人"のままにしない

林紗美
国立病院機構東京医療センター看護部総合内科病棟

高光希世
同看護部総合内科病棟

森谷香子
同看護部総合内科病棟

『看護管理』2013年11月号掲載

■ 国立病院機構東京医療センターの概要

病床数……………………………………780床
　（一般730床［うち救命救急病床30床・精神50床］）
一般病棟入院基本料……………………7対1
職員数………………………………1033名
看護師数………………………………676名

■ 総合内科病棟の特徴

病床数………………………………………51床
　（認知症患者30％程度、
　認知機能の低下がある高齢者を含めると80％）
平均年齢……………………………………73.7歳
　　　　　　　　　（65歳以上は80％）

「怖いー」「助けて！」に心を傷める

　初めてユマニチュードを実践した患者さんは、認知症があり、同居している家族の睡眠薬を誤って過剰内服してしまい、意識障害のため救急搬送され、入院となった方でした。

救命救急センターで意識が回復し、一般病床である当病棟へ転棟となりました。かかわることが難しく、病棟内で一番困難な患者さんでした。介入前は、昼夜問わず、病棟中に響き渡るほどの大きな声で「助けてください！天神様！」「嫌です！ぎゃ～」と叫んでいました。

　「Aさん」と声をかけても「いいですから。危ない！子どもたちが！」と大きな声を出し、看護師の声は届かないといった印象でした。「おはようございます」という挨拶も交わせず、「腰を上げてください」「椅子に移動しましょう」などの指示動作もできない方でした。歩けるとは知っていましたが、病棟の看護師が「歩きましょう」と話しかけることはできませんでした。

　行動が予測不能だったので、安全のためにシャワーベッドで寝たきりの状態でシャワー介助を行っていました。確実に安全にシャワーを終えるためには、この方法しかないと思っていました。「怖いー」と叫ばれれば「怖くないですよ」、「熱いー」と叫ばれれば「熱くないですよ」と伝えながら、なるべく早く終わらせることを考えていました。絶叫のなか、作業のようにシャワー介助をするという状況でした。まるで拷問をしているようで、病棟の看護師も心を傷めていました。

ADLを正しく評価できた

　実践当日の朝、Aさんはいつものように病棟中に響き渡る声で泣き叫んでいました。いつもの拒否的な反応が見られるのではないかと不安に思いながら、ユマニチュードのテクニックを用いたかかわりを始めました。

　いつもは泣いておりこちらが近づいたことも気づいていないAさんでしたが、そのときはベッドのフレームをノックすると、こちらを見てくれました。そこで、Aさんの目線に高さを合わせて、正面から近づき、アイコンタクトができたことを確認して「こんにちは」と声をかけると、「はい、こんにちは」と返してくれました。ここで少しほっとしました。まるで別人のようでした。

　その後、「一緒にお散歩をしましょう」と誘い出し、少しの支えで歩行することができました。そこで初めて、AさんのADLは「寝たきりでシャワーをする」ではなく、「立つ/座る」の組み合わせでシャワーできるレベルにあることがわかりました。

絶叫からハミングへ

　また、Aさんは歌うことが好きなので、気分転換の方法として、Aさんが好きな歌を一緒に歌いました。そうすることで、不安を感じて拒否するというBPSD（認知症の行動・心理症状）の出現を抑えることができました。

次の日、シャワー室まで手を下から支えて歩行し、シャワーチェアを使用して「立つ/座る」の組み合わせでシャワーを浴びることができました。シャワーの最中は「以前は怖くて怖くて泣き叫んでいたの」という言葉や、「お湯の温度はちょうどいい」「気持ちがよい」といった言葉を聞くことができました。

　言葉でのコミュニケーションができないから、「この人はわかっていないのだ」と思っていたのですが、とてもつらい思いをしていたこと、そしてそのつらい記憶が深く残っているのだということがわかりました。シャワー中は、歌に「よいよいっ」と合いの手を入れて笑顔も見られました。「足を上げてください」「立ちますよ」という声かけにも協力的でした。とても穏やかにシャワーを終えて、歩いて自分の部屋まで帰ることができました。最後は、「とても楽しかった。またいらしてください」と言葉をかけてくれたのです。

　その後、病棟内で情報を共有し、同じようなかかわり方を続けていきました。そうすると、笑顔を多く見せてくれるようになり、「ありがとうございます」「とてもようございます」といったポジティブな言葉が増えてきました。

　病棟の他のスタッフからも喜びの声がいくつも聞かれ、Aさんのベッドサイドに行く時間が増えました。一番かかわりにくかった患者さんが、一番愛される患者さんになったのです。それまで叫び声ばかりだった方が、笑顔を見せてくれ、そして「どうもありがとう。また、いらしてくださいね」との言葉をかけてくださったときの感動は忘れられません。初めて、認知症の患者さんとわかり合えたと感じた瞬間でした。

ユマニチュードを用いて、複数病棟のナースが連携

　Aさんは、総合内科病棟での急性期治療を終えて退院先が決まるまでの、いわば社会的入院として、精神科病棟に転棟しました。当院では、双方の病棟にユマニチュードを学んだ看護師がおり、BPSDを誘発しやすい要因と、安心と心地よさが感じられるケアの方法についての共通理解を形成することができ、連携したチームでの実践が可能でした。

　退院先が決まらず入院が長期化するなかで、身体機能や認知機能のさらなる低下が危惧されていましたが、ユマニチュードによってケアの受け入れも可能となり、立位歩行の機会も増えました。シャワー浴以外にも、温水洗浄便座に座って洗浄をしたり、石鹸で手を洗ったり、参加できる生活行動を増やすことができました。

認知症高齢者を"わからない人"のままにしない

　「心からのやさしさがあれば、それだけでいい。ここの人たちはみんなやさしいね。うれしい

ね」「ここはいい場所だね」「あなたが来てくれてよかった」「あなたがいてくれてよかった」と認知症の患者さんが言います。ユマニチュードを知る前はこんなことは1度もありませんでした。病棟の中で最も対応が困難な認知症の患者さんが、ユマニチュードを用いたかかわりをすると、とても穏やかになり、このような温かい言葉をかけてくれます。そして「さびしかった、つらかった」と、どんどん話してくれるのです。

認知症高齢者が"わからない人"のままでは、私たちはどうしようもできないと心を傷め、仕事に疲れていくばかりです。これからは、急性期の病院にどんどん認知症の方が入院してきます。看護師は、介助を拒否されれば、自分を否定されたと感じてしまいます。関係性を築く技術を身につけることで、日々の看護の楽しみにつながると実感しました。私たちは患者さんの心に本当に寄り添える具体的な方法を知ることができました。

急性期病院の個室病棟における実践
解決策は"人間らしい生活状態"に戻すこと

丸藤由紀
国立国際医療研究センター病院看護部副看護師長・13階病棟

金沢小百合
国立国際医療研究センター病院看護部副看護師長・16階病棟

『看護管理』2013年11月号掲載

■国立国際医療研究センター病院の概要

定床	801
診療科	43
一般病棟入院基本料	7対1
平均在院日数	15.0日（平成24年度）
看護師数	770名（平成25年7月現在）

■病棟の特色（混合個室病棟）

〈13階病棟〉
個室病棟：定床41床、平均在院患者数30.8人/日、平均在院日数11.7日、平均年齢71.1歳
〈16階病棟〉
特別個室病棟：定床24床、平均在院患者数8.4人/日、平均在院日数11.8日、平均年齢76.6歳
両病棟とも75歳以上が80％、認知症患者は20～40％、診断はされていないものの特有の症状を呈している患者が潜在

救急搬送された高齢独居女性への実践例

　緊急入院した患者A氏は、高齢女性で当日まで独居生活をしていました。尿路感染による敗血症から意識消失し、転倒しているところを発見され、救急搬送されました。入院当初、意識レベル（JCS）I-3。救急科で膀胱留置カテーテルが挿入され、末梢持続点滴が開始されました。

　認知症はないと家族より情報を得ていましたが、入院していることを認知できず立ち上がってしまい、転倒による頭部挫傷後であったため、家族の同意をいただき、体幹抑制帯を使用し安全確保を優先しました。入院時に抗菌薬が開始され、すでに解熱しており、状態は安定していました。

　しかし、スタッフ数名が騒がしくベッドのそばに集まり、臥床しているA氏に対して大きな声で声をかけたところ、その指示動作ができませんでした。「状態は安定しているはずだけれど、意識レベルに変動があるのだろうか……」とアセスメントしかけたところ、家族の声かけには返答があり、指示動作に応じることができました。

　その様子を見て、以前の私ならばそのまま「意識レベルに変動あり」と判断したかもしれません。しかし、ユマニチュードを学んだことによって、よくあるこのようなことも、「患者の意識レベルに変動があるのではなく、われわれのかかわり方のほうにムラがあるだけだ」と気づいたのです。

　そこで私たちは、ユマニチュードのかかわりを徹底して実践し、早期離床を促し、体幹抑制帯を外す時間を徐々に増やしていきました。

なぜ患者はベッド上で立ち上がったのか

　しかし、入院3日目、訪室するとベッド上で立位になっているところを発見されました。せん妄状態にある患者に対して、看護師は「立たないでください。危ないですよ」「管が入っているから安心してください。管から自然に尿が出ていますよ」と声をかけます。

　なぜ患者はベッド上で立ち上がったのか、私たちはこの理由を考える必要があります。この方は、意識消失して病院に運ばれるまで普通に生活していました。目を覚ましたとき、見たこともない部屋で、ベルトをしめられ寝ている自分に驚き、不安や恐怖で、脱出しようと突然立ち上がったのかもしれません。目を覚ましたとき、たとえ入院していることを説明されたとしても、排尿のためトイレに行かなくてはいけないと思い、立ち上がったのかもしれません。

　ここで看護師は通常、ベッドで立ち上がった事象から「危険予測できない患者」ととらえ安全対策を立てますが、その前に起こった事象の意味を考える必要があります。

〈4つの柱〉を基本に、考え抜いた解決策

　ここで私たちが考えた解決策は、医師と連携をとり、早期に膀胱留置カテーテルや末梢持続点滴を抜去し、トイレで排泄し、座って食事をし、保清はベッド上の清拭からシャワー浴へ変更し、人間らしい生活の状態に戻すことでした。そして、家族とともに、たわいもない会話を積極的に行い、前向きになれる活動を患者の希望を聞きながら提供しました。

　やがて「昔はこんなことをしていた」「家族にこれをお願いしたい」など患者の自発的な言葉、行動がみられ、生活のリズムがつき、適度な疲労による夜間の熟睡が図られるようになりました。

　「ここで待っていたらいいの？」「本当に幸せ。看護師さんたちの世話になって、感謝です。ありがとう」などの言葉が聞かれるようになり、付き添い歩行が可能になっても、必ず、ナースコールで知らせてくれるようになり、患者と看護師のあいだに信頼感が生まれるようになりました。

　それは、ユマニチュードの〈4つの柱〉を基本にかかわることで、その人らしさを感じ、患者と看護師の絆が築かれていた証であると実感した事例でありました。そして、その人らしさを引き出すのはケアする人（医師をはじめ医療関係者すべて）次第であり、またそれとは逆に、その人らしさを剥奪するのもケアする人次第だと実感したのです。

新人スタッフの変化

　ある新人スタッフは、ケアに抵抗する認知症患者の病室に入るのが怖くなり、表情も硬く、看護師としてやっていけるか不安を抱いていました。しかし、彼女は自分から変わろうと努めました。変わるといっても、難しいことではありません。ユマニチュードのテクニックを意識的に実践するだけで、患者が笑ってくれるようになったのです。そばにいる家族も笑顔になります。それが、新人ナースが看護を続けたいという意欲や、喜びにつながっていきました。彼女は、その患者が大好きになり、楽しく看護をするようになりました。

精神科病棟における実践
内服薬だけではない"ケアの効果"を実感

木村 陽子

東京都健康長寿医療センター看護部11階東病棟
〔精神科〕／認知症看護認定看護師

『看護管理』2013年11月号掲載

■東京都健康長寿医療センターの概要

病床数……………550床（一般520床、精神30床）
診療科数……………………………………………29
一般病棟入院基本料……………………………7対1
精神病棟入院基本料…………………………10対1
看護師数………………………………………488名
平均在院日数（2012年度）………一般病床 17.0日
　　　　　　　　　　精神科40日以下を目標として37日

■病棟の特色（精神科病棟）

病床数……………………………………………30床
平均年齢　約80歳（100歳の認知症患者さんも）
6割以上は認知症。診断がついていなくても何らかの認知機能障害を有している患者は全入院患者数の約7〜8割

80代女性への実践例から

　80代の脳血管性認知症の女性がいました。1人で歩くことはできませんが、車椅子を操作することはできます。転倒の既往があるために予防として身体拘束が必要と判断され、いつも車椅子で安全ベルトを装着していました。急に不機嫌になったり、怒って、看護師の手を強くつかんだり、お茶のコップを放り投げることもありました。しかし、多くの時間は、穏やかに車椅子に座って、スタッフや家族と談笑することができ、笑顔でたくさんの歌を歌ってくれます。1人で立ち上がることもほとんどありません。そのような状態であれば身体拘束は不要ではないだろうか、と考えました。

　私が、ユマニチュードの技術を用いて見つめ、やさしく触れて、やさしい言葉をかけると、患者さんも私の頭を撫でたり、ほほ笑んでくれます。夜間になかなか寝つけないときも、患者さんの苦痛である身体拘束やおむつを外すことによって、自分で排泄し、眠りにつくことができることもありました。もちろん、いつも必ず成功するとは限りませんが、私たちのかかわり方次第で、患者さんの反応は変わってきました。内服薬の効果だけではない、ケアの効果を実感しはじめていました。

　「トイレに行きたいんだけどいい？」など、希望を伝えることができるようになったその女性は、

その時々に合ったケアや見守りをすることで不機嫌になる場面は少なくなり、身体拘束を解除することができました。

歩く支援まで行えなかったことが心残りですが、認知症患者さんをリスクの高い人として見るのではなく、その人の尊厳を大切にし、その思いを実践するケアを提供していきたいと、ますます願うようになりました。

家族の変化

この事例でうれしかったのは、ユマニチュードの効果として、患者さんのみならず家族の笑顔も引き出せたことです。いつも面会に来るお子さんは几帳面な方で、看護師に話しかけるのも緊張した面持ちでした。ご自身がそばについていても、車椅子の安全ベルトを外さないことが多くありました。しかし身体拘束が解除できると、お子さんが話しかけてくれました。「着ているものを褒められて喜んで、"一緒に歌を歌って楽しい人（看護師）がいる"と教えてくれました。母は、いい顔していますね」と。

入院が長期にわたると、ご家族は療養先を探すことなどで日々緊張を強いられることもあります。そんなときにも、ユマニチュードによって、できるだけBPSDを和らげることができれば、退院先の選択肢も広がります。

この方は、入院初期には誰もが不可能なのではないかと考えていた、もともと入所していた老人ホームに退院することができました。患者さんとご家族、私たちにとってもうれしいことでした。

日本で初めて"病院全体"で取り組んで

宗形初枝
一般社団法人郡山医師会郡山市医療介護病院
看護部長、看護師・助産師

『訪問看護と介護』2015年5月号掲載

■ 郡山市医療介護病院の概要

病床数⋯⋯⋯⋯⋯⋯⋯⋯⋯⋯⋯⋯⋯120床
内訳：医療型1病棟（40床）、介護型2病棟（80床）
入院患者平均年齢⋯⋯⋯⋯⋯⋯⋯⋯84.8歳
　　　（認知機能が低下している方が全体の約6割）

私なら「どのようなケアを受けたいか」

筆者は助産師として、30年間ほど総合病院に勤務したあと、地域における母子支援に携わっていた。その後、当院の看護部長を拝命し5年が過ぎた。

当初、長らく周産期医療に携わってきた筆者にとって「高齢者看護」は、ほとんど未知の世界であった。看護部長として、「どのようなケアを行うか」より、「どのようなケアを受けたいか」という視点で病棟巡回を行ってきた。若いスタッフの「あの人（患者）はうるさいから……」という言葉を、注意したことが何度もあった。

私自身が高齢者看護を受ける年齢に近づいている。もし筆者が入院したなら、「私という人間」を大切にしてほしい。そういうケアを受けたいと思った。「人権」というような難しい言葉はさておき、ただやさしく温かい言葉をかけてほしい。高齢者にとって大切なことはこれだ！と思っていた。

「助産師」としての経験から

それは、よく考えると、赤ちゃんや幼い子どもと接することと同じではないか。そして、そこに共通するのは、人間がもつ「笑顔」と「やさしさ」であるという思いに至っていた。そんなとき、2013年11月号の『看護管理』誌で、"やさしさを伝える技術"として「ユマニチュード」が特集されていた。やさしさを伝えることに「技術」がある、ということに衝撃を受け、何とか

これを学んでみたいと思った。

2011年3月以降、東日本大震災に見舞われた地域で母子支援に携わる中、若い母親たちが傷つき苦労する姿も見てきた。そうしたなかで、福島の子どもたちを日本一元気にしたい、やさしい子に育ってほしいという願いももっていた。長らく助産師として働き、母子保健に携わってきた私にとって、ユマニチュードの創始者イヴ・ジネスト先生らの提唱する内容、「あなたは大切な存在である」というメッセージ性にピンとくるものがあったのだ。

その後、幸運なことにさまざまな出会いに恵まれ、ジネスト先生や本田美和子医師、伊東美緒看護師、そして竹林洋一教授（静岡大学大学院情報学研究科）をはじめとする諸先生方との共同研究（p181）でユマニチュードを学ぶに至った。

ユマニチュード導入に伴う病院内での変化

共同研究（2014年6〜9月）を経て2014年10月上旬に、病院の全職員120名が計3時間のユマニチュードの全体研修を終えた（看護職51名・介護福祉士35名ほか）。

変化①患者さんが「死にたい」から「うれしい」に変わった！

全体研修が終わった翌日、いつも「死にたい、死にたい」と言っていた認知症の女性（80代後半）が、逆に「うれしい、うれしい」と連呼し、スタッフたちの手を握って「ありがとう」と話すようになった、という報告もあった。そのスタッフの分析によると「多くのスタッフが、目を見て反応を見ながら、肯定的な言葉をかけていったから、うれしい気持ちになったんでしょうね」とのことだった。

1人だけがやさしくしても、視力や聴力が衰えている高齢者に、そのやさしさは伝わらない。多くのスタッフがやさしく声をかける。高齢者にとって「人」という環境が、どんなに大切であるか、どんなに幸せな気持ちにしてくれるのかを実感し、この技術を病院全体で学ぶことの重要性を学んだ。

変化②「バイトブロック」が消えた！

10月末、何か変化はないかとスタッフに問うと、「もしかしたら、口腔ケア時に使用していたバイトブロックを使っている患者がいなくなったかもしれない」とのことだった。たしかに、3病棟計120床で以前は少なくとも10名以上で使われていたはずの「バイトブロック」が、どの病棟でも使われていないことに気がついた。それに驚いているのは私だけで、スタッフには「すごい！」と受け止めている人がいないことにも驚いた。

なぜ、バイトブロックは消えたのか？　看護師と介護福祉士と話し合う機会があった。介護福祉士は「自分もなぜだかわからない。ジネスト先生に聞きたい」という返事だった。

変化③スタッフの患者に対する「前提」が変わった！

今までのケアといったい何が違ったのだろうか。看護師・介護福祉士いわく、「学校でも、相手を敬うこと、目を見て話すことなど、いろいろと学んできたが、それは総論的に学んだことで、相手の了解を得ること、反応を見ること、そして〈ステップ（p66）〉があることとしては学んでこなかった。今までは、寝たきりの人は「話しかけてもわからない人」として接してきた。でも今回ユマニチュードを学び、相手の反応を見て了解を得るという技術によって、寝たきりでも「私たちの言っていることがわかる人」に皆変化した。目の前にいる人についての前提が変わった」ということであった。さらには、スタッフの向上心も目に見えて高まった。

変化④「病棟」が変わった！

共同研究では、ユマニチュードを学ぶ病棟（ユマニチュード群）と学ばない病棟（コントロール群）での比較研究が行われた（p139）。

その際に、介護型の病棟の1つである「2病棟」をユマニチュード群に選んだのには理由があった。2病棟には、入院患者の病状や複数の医師が担当するなどのさまざまな要因から、チームワークがとれないという課題があったからだ。最初は、予想どおり「ただでさえ人手が足りないのに、なぜこんな面倒なことをやるのか」など協力的でない反応があった。病棟主任からも、「（ユマニチュード導入に対して）いろいろな意見があって、どうしたらいいかわからない」という嘆きの声も聞かれた。

しかし、研修半年後からは「変化」が見られるようになった。その変化に最初に気づいたのは、毎日午後から手伝いに行く外来スタッフである。「以前は、手伝いに行っても、挨拶する人もいなかったが、そんなものと思っていた。しかし最近の2病棟は、行くと必ず目を見て挨拶してくれる。手伝い終わると『ありがとう』と言ってくれる」とのことだった。

いったい、この変化は何なのか。ユマニチュードは、患者だけでなく、私たち働く者の気持ちを豊かにしてくれる技術であったのだ。まさに、「ケアリング」である。患者との相互作用によって、自分たちの心が癒されているのを感じることができている表れだ。共同研究により先んじてユマニチュードの研修を受けて9か月、2病棟の変化は病院内で評判となっている。皆が、いい表情で仕事をしている。

ユマニチュードの技術を普及・定着させるための課題

　次なる課題は、「自分たちは、どのように変わったのか」を明らかにすることである。それは、「なぜ、あの人にはできて、この人にはできないのか」を明らかにすることでもある。そうすることで局所的な変化を病院全体に広げ、さらには病院の外—地域—にも広げていける。

　看護や介護の技術、とくに人とのかかわりの部分については、どうしても「個人の精神論」として片づけられることが多い。しかし、ユマニチュードを誰にでも習得可能な「技術」と位置づけて、「あの人にはできて、この人にはできない理由」を追究しないかぎり、これからの高齢者は幸せになれないだろう。

　今後ユマニチュードを定着させるために、認知症情報学（p181）の技術によって私たちの行動を客観的に評価していただきながら、いっそうケアの技術を磨いていきたい。（※宗形氏はp87管理者座談会にも参加）

ユマニチュードを試行して生まれる違いの実感と「正のスパイラル」

伊東美緒
東京都健康長寿医療センター研究所「福祉と生活ケア研究チーム」研究員／
ジネスト・マレスコッティ研究所日本支部／看護師

　本稿では、郡山市医療介護病院（p88、p135）のケアスタッフおよび患者さんへの質問紙調査の一部を紹介します。最初はユマニチュードに懐疑的であったケアスタッフの中にも、患者さんの小さな変化に気づくことで、意欲と技術向上のスパイラル現象が起こっていました。いったい何がどう変わったのでしょう？

　2014年度、郡山市医療介護病院に何度も通い、本田美和子医師の研究チームの一員として、さまざまな角度からユマニチュードを評価しようと試みました。「ユマニチュード導入病棟」（病棟のスタッフ全員が計3時間の研修を受ける）と、「従来ケア病棟」（ユマニチュードに関する情報をできるだけ避けて従来通りのケアを実施する）とに分け、2つの病棟の患者さんおよびケアスタッフ（看護師・介護職）に生じた変化を調べました。

　質的データの一部を用いて、ユマニチュードの効果について考えてみたいと思います。

ケアが変わると患者が変わる

　研修実施1か月後に、2つの病棟のケアスタッフを対象に「質問紙調査」を実施しました。研究同意を得られた患者それぞれに、研修前後で変化が認められたか、変化があった場合には、どのような変化があったかをスタッフたちに記述してもらいました。

　結果、ユマニチュード導入病棟（ケアスタッフ19名、患者14名）において、6割以上のケアスタッフがなんらかの「変化があった」と回答した患者は7名でした。半数の患者について、ほとんどのケアスタッフが変化を感じとっていたことになります。さらに、全ケアスタッフが「変化がなかった」と答えた患者はいませんでした（0%）。

　一方、従来ケア病棟（ケアスタッフ16名、患者11名）では、全ケアスタッフが「変化がなかった」と答えた患者が7名でした（63.6%）。半数以上の患者について、ケアスタッフが全員一致で変化を感じなかったことになります。

ユマニチュードの技術を学び、ケア方法が変われば、患者さんにも何らかの変化が生じる可能性が示唆されました。

微細な「変化」をキャッチする記述

次に、ユマニチュード導入病棟のケアスタッフが感じとった変化をお伝えします。アンケート結果を見たとき、私はとても感動しました。

介入病棟には、ケアスタッフが近づくだけで「シャッ」と引っかくような動作をする患者さんがいました。あらゆるケアにおいて、引っかいたり、強くつかんだりする動作が認められ、ケアスタッフのなかには腕に傷が残っている人もいました。

研修1か月後には、まだ同様の行動が観察されました。それでも、15名（78.9％）のケアスタッフが、その方の変化を感じとっていました。変化の詳細を記述したものをご紹介します（内容を損なわない範囲で表現を若干整えています）。

❶ 入浴前は抵抗するが、湯船につかると穏やかな表情になり、声をかけると目を合わせてくれる。
❷ 以前に比べ、穏やかになった。時折、爪を立てたりする攻撃はあるが、声かけへのうなずきや発語が多くみられるようになった。
❸ 暴力行為が弱くなった。返答が多くなった。
❹ 以前より、うなずきや返答が多くみられるようになり、表情が穏やかになるときもある。ただ、つねるなどの行為はまだ続いている。
❺ ユマニチュードを用いても暴力行為はみられるが、より話すことが増えた。
❻ ほんの数秒だが、つねりが少なくなっている。
❼ 目を合わせて話をすることで理解してくれ、離れるときに私の手を握って離れたくないしぐさをする。
❽ 少し表情が穏やかになった。
❾ 爪を立てなくなってきた。
❿ ムラはあるものの、つねったりつかんだりする強さが全体的にマイルドになってきた。

これらの記述からは、「つねる」「爪を立てる」「つかむ」という行動が続いていることが読みとれます。しかし、❷〜❺では「うなずき」や「発語」などのリアクションが増えていることが記述され、❶❷❹❼❽からは、一瞬でもケアスタッフと患者のあいだに穏やかな瞬間が訪れていることがわかります。また〈目を合わせる技術〉（アイコンタクト、p68）を意識するこ

とで、❶相手が「目を合わせてくれること」や、❼こちらが目を合わせることで「離れたくないしぐさ」をしてくれることに気づいています。

さらに❸❻❾❿からは、つねったりつかんだりする行動が少なくなった、弱くなった、爪を立てなくなったという微細な変化をキャッチしていることがわかります。

観察レベルが高まる

つねられたりつかまれたりする事実は変わっていません。しかし、多くのケアスタッフが、患者の小さな変化をキャッチしています。どんなに小さな変化であっても、ケアする人がそれを把握できれば、「あ、もしかすると伝わるかも」と期待感が高まります。

すると、さらにユマニチュードのいろいろな技術を駆使して、目を合わせて近くから話しかけ、患者さんの腕をつかまないよう、混乱させないようにゆっくりケアを行うようになります。ケアスタッフの動作の変容が、患者さんに「この人たちは安心できる人かも」と感じさせ、さらに次の変化を導くことが考えられます。

たとえ半信半疑でも、ユマニチュードの基本的な技術を試してみることで、患者さんの変化に遭遇することがあります。すると、「あれ？この人が返事した！」という驚きとともに、変化を再確認するため、ケアの際に「じっくり観察」することになります。

つまり、とりあえず技術を使ってみる→患者に小さな変化が起こる→観察しながら技術を使う→さらなる患者の変化が起こる→ますます技術を使うようになる［図1］といった流れのなかで、ケアスタッフの技術および観察レベルが高まるものと推測されます。

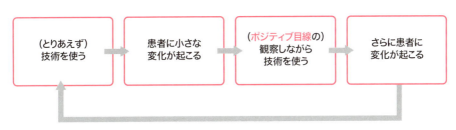

［図1］　「とりあえず技術を試す」ことから始まる正のスパイラル

意図的な観察という「ポジティブなメッセージ」

　他の患者について、「上肢をさすりながら声をかけると、まぶたを動かすように感じる」という記述もありました。「何か変化があるのではないだろうか」という期待があるからこそ、患者の表情を数秒間観察する動作につながり、声かけとまぶたの動きの連動を感じとるのではないでしょうか。「まぶたで返事をしてくれているのかも」と感じると、さらに技術を用いながら、相手の返事や動作を観察することが増えます。

　ケアスタッフからポジティブなメッセージを伝える働きかけが増えるため、意識を自分の内側に向けていた認知症の人たちが、少しずつ外側の世界に意識を向け、反応を示してくれるようになると考えられます。これは、「正のスパイラル」に移行することを意味します。

　反対に、「この人には伝わらないだろうな……」と思っていると、「横を向きますよ」と声をかけるだけで、相手の身体を動かすことに意識が集中します。相手の反応は期待していないので、表情や小さな自発的な動きを意図的に観察することはありません。ケアスタッフが、患者の身体を"全介助"というかたちで動かしながら、どんどんケアが進行します。患者は、どうしていいかわからないし、自分ではできないと思い込まされるので、身を任せるしかありません（［不同意メッセージ］の［服従］、p147）。もしかすると、苦痛の表情を浮かべて訴えているかもしれませんが、それも観察していなければ気づきませんし、「うー」と発語があっても「もうすぐ終わりますからね」という一言で片づけられてしまいます。そして、いよいよ激しい症状で拒否を表現するか、それすらあきらめて何のリアクションも示さなくなるという「負のスパイラル」に陥りやすい現状があります。

郡山市医療介護病院のその後

　郡山市医療介護病院では、その後「従来ケア病棟」や他のすべての組織の方にも、ユマニチュードの研修を受けていただきました。病院職員全員が学ぶことで、ユマニチュードのケア技術を用いることを躊躇しなくてよくなります。技術であることを知らなければ、「べたべたしすぎ」、と「色気を使っている」などと他のスタッフに指摘されることがあるからです。不自然に見えることがあるからこそ、全員がケア技術を知り、「今、技術を使っているんだな」とお互いに共有できる環境が必要です。

　ただし、研修を少し受けて、ユマニチュードが浸透するというほど簡単な話ではありません。ユマニチュードにはゴールがありません。ジネスト先生は、今も「こちらのほうが患者にとってよりよい」と思えば、すぐに違う方法を検討されます。講義の内容にも変化を加えられます。われわれが提供するケア技術や知識が「ベストである」と思いこんで自負するのではなく、

いつも相手に合わせて変化を加える謙虚さが求められています。

　郡山市医療介護病院では、ジネスト先生の提案に沿って、立位補助機を購入し、寝たきりの方であっても立位が可能であるとアセスメントできた場合、立位の時間を作る取り組みを始めました（p96）。はじめは、ケアスタッフにも立位補助機を使うことへの不安や、使い方の不明な点があり、スタッフも患者もモチベーションが高まらない時期があったようですが、何度も試す過程において、お互いに慣れ、立位補助機を「俺のベンツ」と呼ぶ患者も現れました。

　何事も、新たに取り組み始めるときにはうまくいかないことがあり、精神的・身体的負担が増えます。少し慣れるまで取り組んでみるという姿勢が重要です。

　ただし、停滞期もあります。スタッフに欠員があるとか、患者の転入転出が多いなど、各職員の負担が大きくなると、日々のケアのあり方を気にしたり、新しい技術や機械を活用する意欲は減退します。減退することはありますが、元に戻さないように気をつけられれば、またがんばれる時期が来るものだと私は思っています。

　本当にユマニチュードを追求しようとするならば、組織的な大改革をしなければなりません。郡山市医療介護病院の原寿夫院長、宗形初枝看護部長（p88）をはじめとする多くの職員の皆さんが組織を変えてゆく様子を、これからも長期的に観察させていただきたいと思っています。

『訪問看護と看護』2015年5月号掲載
2019年1月加筆

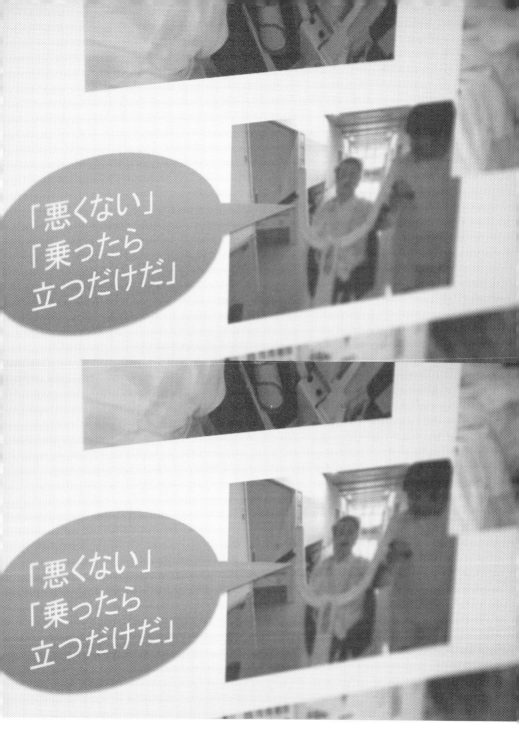

認知機能が低下している患者さんの「意思」を尊重する

伊東美緒
東京都健康長寿医療センター研究所「福祉と生活ケア研究チーム」研究員／
ジネスト・マレスコッティ研究所日本支部／看護師

なぜ拒否されるのか？

認知機能が低下した方の「希望」

「私たちは患者（利用者）さんのためを思って一生懸命ケアしているのに、どうして拒否されたり暴言を吐かれるの？」という疑問は、多くの看護師が口にしたことがあるはずです。この問いについて考える前に、問います。皆さんは、認知機能が低下した人たちの希望を、拒否せず聞いていますか？　彼らの希望を大切に扱っていますか？

入浴のときの誘導を例にあげてみましょう。

ある方に「○○さん、お風呂に入りましょう」と声をかけたとき、「今日はやめておきます。寒気がするから」と返事がありました。するとあなたは、「そうですか。では明日にしましょうか」「蒸しタオルを後で届けますね」と返し、交渉が成立します。

しかし、認知機能が低下している患者さんが同じ発言をした場合、なぜか看護師は「そんなこと言わないで入りましょう」と言います。「お風呂に行きますよ」という声かけと同時に布団をめくることもあります。つまり、相手の意思を確認する前に、「この人は今、入浴する」ことが決定しているのです。

もし患者さんの希望に合わせて、お風呂ではなく清拭をすることにしたとしても、道具を持って患者さんのベッドサイドに立つやいなや、「○○さん、体拭きますね」と言いながら布団をめくります。患者さんがびっくりして布団をぎゅっと握ると、大きな声で「体を拭きますからね！布団離してください」と伝えます。患者さんが「やめて！」と叫んでも、「体拭くの！ さっぱりするよ」と布団がめくられ、1人の看護師に手を抑えられているあいだに、もう1人の看護師によって服を脱がされます。

こういう場面で看護師は、患者さんの「拒否」を問題視します。しかし、希望や訴えを聞こうとしない看護師のスタンスと強制的なケアこそ、振り返る必要がありそうです。

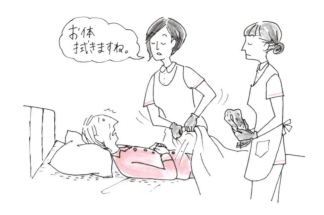

他の看護師に迷惑？　業務に支障？

　なぜ、認知機能が低下していると、看護師の判断でケアのタイミングが決められてしまうのでしょうか。

　認知機能が保たれている人ならば、今回のやりとりを覚えていてくれるうえにコミュニケーションがスムーズなので、ケアに時間がかからず、たとえ希望を聞いて入浴を延期しても、他の看護師に迷惑をかけることはほとんどありません。

　一方で、認知機能が低下している人の場合は、記憶力が低下し、コミュニケーションが困難であるため、「一度風呂に入らないことを認めると、次からもずっと入浴できないかもしれないのではないか」という懸念が生じます。同時に、入浴を拒否する認知症の人の介助は、時間も手間も大変かかるので、「自分が今日できなかったら、次の担当看護師に迷惑をかけてしまう」という心理的負担もあります。

　このように、患者個人の要因に、看護師同士の関係性という要因、業務を先読みした看護師の不安という要因が加わって、認知機能が低下した人の選択権がなくなっているのが現状なのです。患者さんの意思を優先するには、どのようなケア方法があり得るのかを探ることが求められます。

非日常的環境での生活のしづらさ

　20年近く、介護施設や病院、在宅を訪問し、ケア従事者（看護師、介護職員）と認知症の人のやり取りを観察してきました。認知症の人たちは、一生懸命「嫌だ」ということを表現しているのに受け入れてもらえず、不本意なケアを強制され続けています。その結果、暴言や暴力といった激しい認知症のBPSD（行動・心理症状）が現れたり、逆にあらゆる情

報を遮断して一切反応しない状態に至る場面に出会いました。

　病院では、治療のために優先的に実施しなければならない検査や処置があるからこそ、介護施設よりも頻繁にこうしたことが生じています。激しいBPSDに対しては身体抑制や薬剤による鎮静が用いられ、全身状態がさらに低下するという悪循環にあります。

　精神科医である小澤勲氏は、認知症の人たちの生きる姿を「決して意識的とは言えず、その努力の多くは空回りをして、かえって不安、混乱、諦め、そして絶望を生んでいる。それが認知症を生きる現実の姿」[*1]と描写しています。

　医療者は、認知症症状を脳障害に基づく症状ととらえ、その症状をどう抑えるか、コミュニケーションが難しい人のケアをいかにスムーズにこなすかという考え方をしがちです。しかし、認知症の人たちは病院という極端に非日常的な環境に突然放り込まれ、彼らなりに生活を紡ぎ続ける努力をしているのかもしれません。言語でうまく表現できない人たちだからこそ、言語で説得するのではなく、彼らの行動や態度を観察し、対応を検討する能力がケア従事者には求められます。

　「なぜ、拒否されるのか」——本稿では、その問いへのヒントとして、[不同意メッセージ]とユマニチュードについて紹介したいと思います。

[不同意メッセージ]の提案

対人関係で生じるBPSDは回避できる

　介護施設における長年の観察研究から、認知症の人たちがBPSDに至る前に発信している[不同意メッセージ]についてまとめ、発表しました[*2, 3]。小澤氏が指摘するように、彼らの努力が周囲の人に理解されず空回りする過程で、不安、混乱、あきらめ、絶望……と進行するのであれば、空回りする段階でケアの方向性を変容すれば、対人関係で生じるBPSDを回避できると考えて取り組んだ研究です。

　ケアスタッフの誘導に対して、認知症の人たちはさまざまな手段で「嫌だ（不同意）」という表情や態度を示していますが、ケア従事者の熱心な（しつこい）誘導が続けられる中でBPSDに至ってしまう場面が頻繁に観察されました。

　研究では5つの不同意メッセージをまとめました。

> 5つの不同意メッセージ
> [服従] [謝罪] [転嫁] [遮断] [憤懣（ふんまん）]

あきらめるために「不同意」を受け取る

　嫌がることを継続的に強いると、負の感情記憶を残し、事態は悪化の一途をたどります。
　ユマニチュードでは、さまざまな技術とポジティブな言葉を使って説得する努力はしますが、「3分かけて合意が得られなければいったん退く」というルールがあります。"引き下がる""あきらめる"技術です。しかし、あきらめるためには、相手からの「嫌だ」（不同意）というメッセージを、まずは的確に受け取らなくてはいけません。それはこれまで、さまざまな要因によってわかりにくく、看護師である私たちに「拾えていない」ものでした。
　本稿では、観察研究によって明らかになった［不同意メッセージ］、つまり"ケアスタッフの誘導に納得していない"ことを表している状態を、5つのタイプ別で紹介します。執拗な誘導を減らすこと、そして早い段階でケアの方向性を変更することで、コミュニケーション不全によるBPSDを防ぐ具体策につなげたいと考えます。

タイプ別［不同意メッセージ］

［服従］――早めに気づき、ケアの方向性を転換する

　文字通り、この［不同意メッセージ］が出てくるのは、ケアスタッフに［服従］させられている場面です。
　認知症の人は、「嫌だ」という発言や態度を繰り返し示しているのに、熱心な（執拗な）誘導によって、それに従わざるをえません。しかも、次から次へと指示は出されます。はじめは我慢してケアスタッフの誘導に従っていたけれど、我慢の限界を超え、「こんなところにいれるか！」という帰宅願望につながる。少なからずある場面です。この研究は介護施設で実施しましたが、病院でも同じことが起きています。
　ここでは、認知症高齢者が入院する場面を例に挙げてみましょう。

看護師「○○さん、こちらにどうぞ」
患者「なんで病院。どこも悪くない。帰ります！」
看護師（車椅子を後ろから押して病室に移動しながら）「胸が苦しいので治すために入院しましょう」
患者「勝手に何をする！帰ります！」（……車椅子の手すりをギュッと握りしめている）
看護師「こちらが○○さんのベッドです。荷物をお預かりしますね」（と言いながら、患者が膝の上に抱えているカバンに手を伸ばす）
患者「やめろ！何する！」（とカバンを強く握る）
看護師「膝に置いておくと重いでしょう。荷物はこちらの椅子の上に置いておきましょう」（と言

いながらカバンを引っ張り、椅子の上に置く）
（入院手続きを終えた家族が部屋に到着）
患者「連れて帰ってくれ。こんなところ嫌だ！」
家族「おじいちゃん、胸、治してもらおう。こちらの看護師さんにお世話になろう」
患者「こんなところ嫌だ！」（と叫びながら車椅子から立ち上がろうとして、動きを制止する看護師に拳を振り上げる）

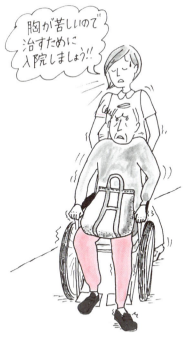

　医療者や家族が、「この患者さんは入院する必要がある」と考えるからこそ、気づかぬうちに強制的なケアを繰り返してしまっている。そのことを知る必要があります。入院が必要だからこそ、本当は「不安や不満をあおらないケア」が、ここでは求められます。

　前述の場面を「看護師の立場」と「患者の立場」で見ていきましょう（患者の思いや立場を示す部分は、下線で示しました。）。

❶「○○さん、こちらにどうぞ」
　家族から現病歴を聴取した後、担当看護師が患者さんにかけた声かけです。この看護師は最初に、家族と本人の双方に自己紹介しましたが、主に家族に向いていたので、患者さん本人の記憶には残っていないようです。実際、病棟に着いてすぐの情報収集は看護師と家族のあいだでなされ、認知症の本人は蚊帳の外ということが少なくありません。突然知らない白衣の人が振り返り、「こちらにどうぞ」と言われて、何者かわからない。だから、断っているのです。

❷（車椅子を押しながら）「胸が苦しいので、治すために入院しましょう」
　看護師の仕事は忙しいですし、認知症の人の話を長々と聞いている余裕はありません。また車椅子というのは便利なもので、患者さんが嫌がったとしても看護師の思う通りに動かせます。
　この看護師は、車椅子を押しながら患者さんに配慮して声をかけています。しかし、後ろ

から話しかけても、認知機能や感覚機能が低下した人にはその声が届きません。聞こえないのか、聞き入れたくないのかはわかりませんが、患者さんの「勝手に」という表現から、「自分の意図とは異なる誘導」に本人が気づいていることが、わかります。ここで、車椅子の手すりをギュッと握りながらもされるままになっている状態が、まさに［服従］です。

❸ カバンを受け取ろうとする場面

看護師はカバンを、「膝の上に置いていると重いだろう」という配慮ももちろんですが、「早くベッドに寝てもらって4点柵で安全確保をして、記録をしなければ」……という意識から、早めに受け取ろうとしています。

認知症の人たちの中には、自分の物を手放すことを極端に嫌がる人が少なくありません。それは、警戒しているからです。特に、無理やり自分を連れてきた "この看護師" に、大事な荷物を渡すはずがないのです。家族の到着を待つあいだ、少しでも話をしていればよかったのですが、無理やりカバンを受け取ってしまいました。ここでBPSDに移行する可能性もあったでしょう。抵抗しながらも看護師にカバンを渡したこの場面も［服従］です。

❹ 家族の到着とともに「こんなところ嫌だ!」という発言

「こんなところ嫌」という表現から、いよいよ病院に対して負の感情を抱いてしまったことが理解できます。

認知機能が低下すると最近の出来事を覚えているのは難しくなりますが（近時記憶の障害）、感情にまつわる記憶（感情記憶）は強く残ります。いったん、「嫌な人」「嫌な場所」という印象をもつと、その印象を覆すのは大変です。だからこそ、家族が説得しようとしても全く聞く耳をもたず、「嫌な場所」から逃げようと立ち上がったのです。それなのに看護師がまた自分の行動を制止するので、苛立ちが怒りにつながり、激しいBPSDに移行していったのです。

暴力という激しいBPSDに至る前には、上記のように患者の思いが無視される場面がいくつもあります。実は認知症の人の方が我慢、つまり［服従］を繰り返しており、医療者がそれに気づかず、"小さな強制" を繰り返す過程でBPSDが生じているのです。そう考えると、もう私たちに少しできることがありそうです。

患者が同意していないことを示す［不同意メッセージ］を意識して、（嫌そうだな）と感じたときには、そもそも今居室に誘導する必要があるのか、不安を感じているのだから移動する前に少しコミュニケーションの時間をとるべきではないか、家族と離れないほうがよいのではない

かというように、ケアの方向性を変える必要性に気づくでしょう。

［謝罪］［転嫁］——しないという選択肢を

多くの認知症の人は、できる自信がないことについて、はじめに「私はそういうの苦手だからいいです」などと言って、看護師の誘導を断っています。

しかし、"自立支援"が強調されている現状では、看護師は「そんなこと言わないでやってみましょう」「できるところまででいいからやりましょう」などと声をかけざるをえません。患者は何度も断るのですが、「簡単ですから」と、熱心に（執拗に）声をかけます。

そう言われて仕方なくやってみるのですが（この段階では［服従］）、「簡単だ」と言われた作業ができません。"簡単な作業すらできない"事態に直面すると、誰しもショックを受けます。その際に「すみません、こんなこともできなくて」と謝るのが［謝罪］で、「この鉛筆が悪くて、うまく書けない！」などと、物や人のせいにするのが［転嫁］です。

［謝罪］も［転嫁］も、問題視するほどのものではないと感じた人は多いかもしれません。しかし、看護師が問題視しないからこそ、「これなら簡単ですから」と作業することを勧め、追い打ちをかけてゆくことになります。あまりにもできない自分に直面したときに、BPSDにつながる場合があります。

［謝罪］も［転嫁］も、アルツハイマー病で、失行や失認の症状がある方に多いのですが、［謝罪］は控えめなタイプ、［転嫁］は気丈なタイプと性格特性が異なります。

［謝罪］の場合は控えめなタイプなので、BPSDも控えめに表現されます。自信なさそうに立ち上がりながら「私、帰らせていただきます」と小さな声で言うのですが、看護師から「もうすぐご飯だから横になって待っていてください」と言い放たれて、おずおずと横になります。帰宅願望にすら気づいてもらえず、さらに落ち込み、うつ状態になることもあります。

［転嫁］の場合には、気丈な性格ですから、物や人のせいにするのですが、それでも納得できないときには怒り出したり、他の患者を攻撃することもあります。

［謝罪］や［転嫁］というメッセージから学ぶべきことは、本人が「苦手だからやりたくない」などと表現したとき、「見ているだけでもいい」「参加しなくてもよい」など、しないという選択肢を検討することです。

失行や失認の状態は、そのときによって異なります。簡単なことができない自分に直面しショックを受けたときには、「いつもはできている」ことまで「できなくなる」ことがあります。そういうときにあれこれ勧めてもよい結果にはなりません。「今はやらなくてよい」と伝え、落ち込んだ気持ちが回復したときに再度アプローチを検討する必要があります。

〔遮断〕〔憤懣〕──「嫌なこと」や「刺激」を少なく

　この2つは、職人気質の男性で、脳血管性認知症の人に多く観察されました。
　〔遮断〕は、苛立ちのもとである情報をシャットアウトしようとするもので、看護師の声かけなどに対して、聞こえないふりや寝たふりをするものです。さきほどまでテレビを見ていたのに、看護師が近づく気配を感じるとスッと目を閉じます。そこで、「寝ているなら後にしよう」と看護師が離れてくれればよいのですが、「○○さん、食事の前にトイレに行きましょう！」と元気な声で起こそうとする対応のほうが多いものです。寝たふりを決め込んでいるのに、何度も声をかけられて苛立ちがつのり、「うるさい！こんなとこにいられるか！帰る！」などと立ち上がってドアをたたくなどの激しい行動に移行しやすいのが特徴です。
　〔憤懣〕は、5つのメッセージの中で、もっとも怒りを表現しているものですが、その怒りは他者に向けられず、1人で怒っている状況です。「こんなところに入れやがって」と1人でブツブツ言いながら机の脚や壁を軽く蹴るなどの行動をします。看護師は、1人で怒っているだけなので、（今は機嫌が悪いんだな）くらいの解釈でそっとしておきます。近づくと、とばっちりが飛んでくる可能性があるので、こうした状況で近づく看護師はほとんどいません。イライラしているところに、他の患者が声をかけたりすると、「うるさい！」と言って他の患者に向かって怒りだすことがあるので注意が必要です。
　〔遮断〕についての対応は、もともと気の短い男性に多いので、寝たふりをしているということは、「今は声をかけてほしくない」ということだと解釈して、食事が配膳されるまで待った方が賢明です。食事が配膳されてしまえば、「○○さん、食事の用意ができたので、温かいうちにどうぞ」と声をかけましょう。失禁の心配があれば、「トイレから戻ったらすぐ食べられるので、先にトイレに行きましょう」などと、「すぐに食べられる」ことを強調すると動いてくれることが増えます。〔遮断〕が認められる患者は、長い時間待たされるのを嫌う人が多いからです。
　〔憤懣〕についての対応は、言語的メッセージをできるだけ使わず、ジェスチャーを用いて笑顔で伝えることで、スムーズに誘導しているスタッフがいました。例えば、〔憤懣〕の状態にある人に対して、ゆっくり近づき、スタッフが自分の服の襟元を持って動かし、「お・ふ・ろ」とゆっくり口を動かしてから、両手を相手に差し出すと、しばらく考え込んだ後にスタッフの手のひらに自分の手を乗せて歩き出すという場面が観察されました。怒っているときに、大きな声をかけられたり、しつこく誘導されると、すぐに暴言や暴力などのBPSDに移行します。だからこそ、刺激を少なくした、落ち着いた対応が求められると考えられます。

ユマニチュードのケア技法の活用

　ユマニチュードの基本的なケアの考え方とコミュニケーション技術を学ぶことで、ケアスタッフからのアプローチが変わり、「いい人」と認識され、ケアの拒否が減るということがよくあります。これは、ユマニチュードが「ケアする人はどうあるべきか」を問う哲学的な思想のもとに、実践的なケア技法を提唱しているためです。たとえば〈3分ルール〉というものがあるように、一度「拒否」されたら、それを尊重する。つまり、[不同意メッセージ]を読み解き、受け取る対応が基本となっているのです。

　[服従]のところで紹介した、認知症高齢者が入院する場面で活用できるユマニチュードのケア技法を簡単に紹介したいと思います。

❶自己紹介とアイコンタクト

　家族と離れることは認知症の人にとって不安です。ユマニチュードでは、患者さんの目をしっかり見ながら笑顔で自己紹介をします。目を〈見る〉ときには患者さんからも見てもらい、互いの目と目が合っていることが大切で、注意が自分に向けられていることを確認する意味があります。認知機能の低下が進むと、見ているところにしか注意を向けられない状態になります。何かを見ているとそちらに意識が集中して、近くで話しかけても全く言葉が届かないことを理解しておきましょう。

　例えば、目を見ながら自己紹介をして移動を提案しても、患者さんが家族から離れるのを嫌がる場合には、「ご家族と一緒がいいですよね」と、いったん引き下がります。そして家族の事務手続きが長くなるときなどに、「待っているのも大変でしょうから、あちらでゆっくり休みませんか？」と再度アプローチします。一刻を争う事態でないならば、認知症の人たちに合わせていったん退いたほうが、しつこく声をかけてBPSDに移行してしまうよりも効率的です。

❷❸ポジティブなメッセージを伝える

　相手がこちらを見ていることを確認して、「看護師の△△です、お話ししてもいいですか？」と、話すこと（一緒に過ごすこと）への同意を得ます。そのうえで、「せっかくですから、もう少し静かなお部屋でゆっくりお話ししましょうか？」と声をかけて、相手の肩や膝に〈触れ〉ます。

❹メッセージを伝え続ける〈触れ〉続ける

　車椅子で移動する際には片手はグリップ、片手は患者さんの肩にあてて、話しかけるときは背をかがめて耳のそばで話すようにします。こうすることで後ろに誰かがいることを意識し続け

てもらいます。

❺強制しない、説得しない

　部屋に着いたら、「膝の荷物が重いですよね。こちらの椅子の上に置いて、ゆっくりお話ししましょうか？」と声をかけます。場合によっては自分で置いてもらうのもよいでしょう。ベッドに移動してもらいたいときには、「お疲れだったでしょう。ベッドで休みながらご家族を待ちましょうか？」と声をかけます。

　何度も述べますが、「うまくいかないときにはそこでいったん退く」という方法が重要です。いったんあきらめることは、重要な看護師の技術です。

　この場面で活用している5つのポイントをまとめます。

ポイント❶：相手との〈アイコンタクト〉を確立させてから話しかける
ポイント❷：話しかけるときにはできるだけポジティブな言葉、相手を思いやる言葉を使う
ポイント❸：嫌そうなしぐさがなければ、相手の肩や膝に〈触れる〉（親しみを伝える）

　認知症の人とコミュニケーションをとるときに、ポイント❶〜❸を意識して同時に行うことで、「この看護師はいい人」という感情記憶を残しやすくなるようです。

ポイント❹：車いすで移動するときには片手は肩に〈触れて〉おく

　車椅子で移動するときに注意がそれてしまうと、「（どこにいくんだ!?）」という不安を再度感じさせることになります。移動時には正面にいることはできないので、よい感情を残し続けるために、移動の際にも片手を肩に〈触れる〉ようにします。

ポイント❺：嫌がることは〈強制しない〉。長い時間をかけて説得しない。

「嫌がること」を継続すると負の感情記憶を残し、事態は悪化の一途をたどります。「嫌」という意見を聞き入れてくれた人＝「いい人」という認識に変わるのか、このようなケア技法を繰り返すうちに、合意を得られることもあります。

　これまで、日本全国のさまざまな病院や施設に伺い、研究を行ってきました。看護師や介護職員は、患者さんのためを思ってがんばっているのに、かえってそれが強制的な意味合いをもち、関係性が悪化している場面がたくさんあります。ケアスタッフが［不同意メッセージ］の概念を用いて認知症の人たちが経験している世界に関心を持ち、ユマニチュードの考え方や技術を学ぶことで、コミュニケーションが円滑になれば、認知症症状が軽減する可能性が高まると考えられます。

　認知症の人の行動や態度を"症状"として治療の対象と安易に考えるのではなく、「ケアによって追い詰められた行動や態度かもしれない」と考えて、まずは私たちのアプローチを振り返るところから取り組むことが求められています。

『看護管理』2017年6月号掲載
2019年1月加筆

文献
*1　小澤勲, 土本亜理子：物語としての痴呆ケア, 三輪書店, 96-97, 2004.
*2　伊東美緒, 宮本真巳, 高橋龍太郎：不同意メッセージへの気づき：介護職員とのかかわりの中で出現する認知症の行動・心理症状の回避に向けたケア, 日本老年看護学会誌, 15（1）, 5-12, 2011（日本老年看護学会研究論文奨励賞受賞）.
*3　伊東美緒：認知症の方の想いを探る―認知症症状を関係性から読み解く, 介護労働安定センター, 8-24, 2013.
*4　本田美和子, イヴ・ジネスト, ロゼット・マレスコッティ：ユマニチュード入門, 医学書院, 39-83, 2014.

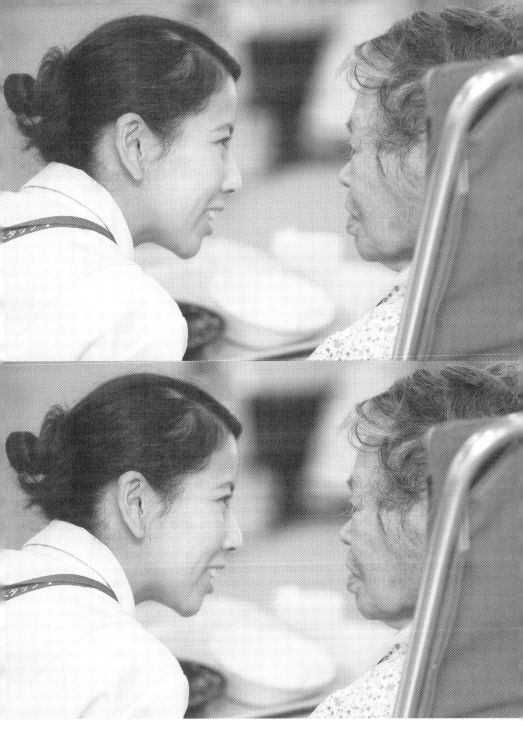

第3章

研究・
エビデンス

第3章では、
ユマニチュードの有効性を明らかにした
研究・記事を提示する。

実践から編み出されたユマニチュードを
医学、情報学、心理学など、
それぞれの領域から裏打ちする。

研究で明らかにされる
ユマニチュードの有効性

本田美和子
国立病院機構東京医療センター総合内科医長／
ジネスト・マレスコッティ研究所日本支部代表

　ユマニチュードが2012年に初めて日本に導入されて以来、さまざまな分野の専門家が興味を寄せてくださり、医学や看護、介護の分野のみならず、哲学、心理学、情報学、工学、教育など多彩な科学者との公的な研究費の助成を受けた共同研究が始まりました。
　主な研究助成を、以下に紹介します。

- 厚生労働省科学研究費補助金障害者対策総合研究事業（障害者政策総合研究事業［精神障害分野］）「精神障害者の地域生活支援の在り方とシステム構築に関する研究」（研究代表者：国立精神神経センター，伊藤順一郎）の分担研究「地域社会で暮らす認知症高齢者への包括的なケア技法の効果に関する検討」（分担研究者：東京医療センター，本田美和子 2013-2015年度）
- 在宅医療助成勇美記念財団「認知症の人が可能な限り在宅で過ごせるための家族向けケア技術研修の効果」（研究代表者：東京都健康長寿医療センター研究所，伊東美緒 2014-2015年度）
- 日本学術振興機構・科学研究費助成事業・基盤研究B「ウェアラブルセンサーによる介護ケアスキルの定量化」（研究代表者：京都大学，中澤篤志 2016-2018年度）
- 日本学術振興機構・科学研究費助成事業・基盤研究C「ユマニチュードによる自閉症児の症状緩和効果に関する実験的研究」（研究代表者：桜美林大学，山口創 2016-2018年度）
- 在宅医療助成勇美記念財団「認知症高齢者の家族介護者を対象とした知覚・感情・言語による包括的ケアコミュニケーション教育の効果検討の追跡調査」（研

> 究代表者：東京医療センター，本田美和子 2016-2017年度）
> ■科学技術振興機構・戦略的創造研究推進事業（CREST）「人間と情報環境の共生インタラクション基盤技術の創出と展開〈優しい介護〉インタラクションの計算的・脳科学的解明」（研究代表者：京都大学，中澤篤志 2017-2023年度）
> ■内閣府戦略的イノベーション創造プログラム：ビッグデータ・人工知能を活用したサイバー空間基盤技術研究開発プロジェクトによる研究資金「認知症の本人と家族の視点を重視するマルチモーダルなヒューマン・インタラクション技術による自立共生支援AIの研究開発と社会実装」（主任研究者：株式会社エクサウィザーズ 石山洸，2018-2022年度）

　これらの研究は、知覚・感情・言語によるマルチモーダルなコミュニケーションを用いた包括的ケア技法：ユマニチュードの基本要素とその効果を分析、検討することを目的としています。

　本章には、各分野の専門家から寄せられたユマニチュードに関する論説を収載します。認知症専門医の立場から山口晴保先生に、精神科医の立場から上野秀樹先生に、情報学的分析の立場からみんなの認知症情報学理事長・竹林洋一先生に、人工知能を用いたケアの評価システム開発の立場から京都大学・中澤篤志先生に、心理学の立場から吉川左紀子先生にご寄稿をお願いし、それぞれのご専門の分野とユマニチュードとの関連について述べていただきました。

医学

コミュニケーションは「処方可能な」治療の手段となる

本田美和子
国立病院機構東京医療センター総合内科医長／
ジネスト・マレスコッティ研究所日本支部代表

Q:70歳以上の高齢者が急性疾患で入院したとき、入院当初にはなかった機能低下が退院時に発生している割合はどの程度か？
A:30%[*1]。
入院による日常生活動作（ADL）や認知機能の低下、せん妄などは広く知られており[*1]、その予防として患者を対象とした包括的コミュニケーションの成果が報告されている[*2]。効果的なコミュニケーション介入は、われわれが届けたい医療を、確実にその対象者に受け取ってもらえる可能性を高め、機能低下を予防する。つまり、コミュニケーション技術は、「臨床技術」の一部なのである。

「処方」としてのユマニチュード

ユマニチュードは、イヴ・ジネスト氏とロゼット・マレスコッティ氏が、医療・介護の現場で遭遇したケアの実施が困難な事例の経験から生み出した実践的なケア技法です[*3,4]。

あらゆる患者との関係性を成立させる技術

一般的にケアが困難な状況は、脆弱な高齢者や認知症患者を対象とすることが多く、「ユマニチュード＝認知症ケア・高齢者ケア」と受け止められがちですが、これは正確ではありません。対人援助を必要とする場であれば、認知機能に関係なく、ほとんどすべての患者が対象となります。

そこに通底するのは、「あなたを大切に思っています」というメッセージの、相手が理解できる形での表出です。このメッセージが相手に伝わることで、ケア（医師の「診療」も広義のケアである）の効果的な実施を可能にする関係性確立の端緒を開くからです。言うまでもなく、これには患者 - 医師関係も含まれており、診察・治療を行ううえでも欠かせません。

ユマニチュード＝マルチモーダル・コミュニケーション法

　このメッセージの表出は、言語的・非言語的に行われます。ユマニチュードでは、これをコミュニケーションの4つの柱である、❶〈見る〉、❷〈話す〉、❸〈触れる〉、❹〈立つ〉（立位援助）を組み合わせた"マルチモーダル・アプローチ"と、すべてのケアを5つのステップ、❶出会いの準備、❷ケアの準備、❸知覚の連結、❹感情の固定、❺再会の約束に分け、1つの「シークエンス」として実施します（後述）。

　その有効性については、情報工学・心理学の研究者による「人工知能」を応用したマルチモーダル解析により実証・分析が進められています。

マルチモーダルに「処方」することで

　さらに、ユマニチュードではケアの目標を「相手が現在もっている能力を奪わない」ことと定め、その実現のために長年の臨床経験から生まれた数百のコミュニケーションおよびケア技術のなかから必要なものを選択して、マルチモーダルに実施します。つまり、技術を身につけるだけでは十分でなく、必要な技術をその場で瞬時に選択する力をトレーニングによって身につけることが重要です。

　この技法の導入による認知症患者のBPSD（行動・心理症状）の軽減も報告されています[*5]。冒頭のQで紹介した「70歳以上の高齢者が急性疾患で入院したとき、入院当初にはなかった機能低下が退院時に発生している割合は30%である」状況も、「相手が現在もっている能力を奪わない」ことを自らの職務として取り組む医療者がいれば、退院時の機能低下を防ぐことは可能です。

　医師が自ら、また看護・介護専門職を介してユマニチュードを「処方」することは、単にコミュニケーションを円滑にするにとどまらず、治療的行為になり得ます。そこで本稿では、いかに「ユマニチュード」を日常診療において活用できるのか、実際にユマニチュードに通じた医師がかかわった症例を通してお示しします。

高齢者の経口摂取回復

Case1

患者：80代、男性。肺炎のため入院。入院前は自宅で妻と2人で暮らしており、食事は妻がつくったものを十分量食べていた。

　入院時はリザーバーマスクによる酸素投与が必要だったため「禁食」とし、抗菌薬の経静脈投与と補液を開始した。治療への反応は速やかで酸素需要も低下し、主治医は

入院5日目から経口摂取可としたが、本人は自己摂取がほとんどできなくなっていた。主治医は、低栄養となるリスクを憂慮し、「経鼻経管栄養」の指示を出すことにした。

経過：指示を受けた看護師と師長から、主治医に連絡があった。「いったん経管栄養にすると、もう経口摂取に戻れない患者さんがたくさんいらっしゃいます。1日だけ待っていただけませんか。ユマニチュードのアプローチで試してみたいと思います」という申し入れに対して、主治医は「じゃあ、やってみてください」と許可を出した。ユマニチュード・インストラクターである師長の指導を受けながら、受け持ち看護師は1日「ユマニチュード」に基づいた食事に関するケアを行った。患者は、同日午後に食事をとることができ、夕食も自力で摂取した。経管栄養の指示は中止され、翌日一般病床へ転出した。

ポイント：医師が処方し、看護師が実施した「マルチモーダル・コミュニケーション」が、入院後に生じた「機能低下」を解決させました。食事の目的は、栄養摂取のみではありません。「人間の食」は、状況・環境・内容・感情が伴って初めて実現するものです[*6, 7]。脆弱な高齢者に栄養摂取のみに注目した食事が受け入れられにくいのは、この「人間の食」を考慮したアプローチになっていないことも、原因の1つであると考えます。

経口摂取に必要なのは嚥下機能のみならず

Case1では、本人の嚥下機能は保たれていると考えられたことから、ユマニチュードを「病院であっても"楽しい食事"を実現する」ための技術として利用し、経口摂取を試みました。具体的に用いた技術の概要は[図1]（次ページ）の通り、ケアのあいだ中一貫して、相手に「あなたは私にとって大切な存在です」というメッセージを、複数のコミュニケーションモードを駆使して「相手に理解できる形」で表現するコミュニケーションをとり続け、「食事」に必要とされる感覚・機能にコンタクトしながら"人間らしい食事"の楽しみを相手に伝えました。

せん妄の改善・予防

Case2

患者：90代、女性。ステージⅣの肺がん。中程度の認知症があり、自宅で娘が介護していた。家族との会話は可能。自宅では、トイレまで自力で歩行できていた。本人は自分ががんであることや予後については理解していない。がんに関して積極的な治療は行わず、ベストサポーティブケアとすることに、娘と主治医は合意していた。

ユマニチュードの〈5つのステップ〉

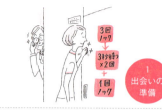

1 出会いの準備

「覚醒水準を上げる」
訪室に際しては、病室の扉、次いで足元のベッドボードをノックした。認知機能の低下した高齢者にも聞こえるようにしっかりと、また覚醒するのを待つ。

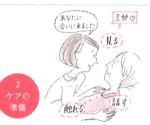

2 ケアの準備

「相手との関係を築く」
業務をしに来たのではなく、「あなたに会いたくて来たのだ」ということを、まず相手に理解してもらい、双方向性の関係を築いた。所要時間は1分。視野も狭まっているため、しっかりと顔を近づけ、正面からアイコンタクトできていることを確認しながら行う。

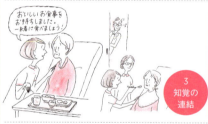

3 知覚の連結

「マルチモーダル技術を用いたケアを行う」
相手との関係を築いたあとで、本来の目的（食事介助）を開始した。実施においては、基本技術〈見る〉〈話す〉〈触れる〉を十分に使って実施した。介助者の位置、食事の内容、本人との会話内容と語彙、食事を乗せたスプーンの位置、介助時の視線、介助者の動きなどを師長が細かく指示し、看護師はそれを実行した。

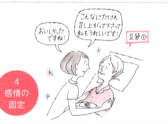

4 感情の固定

「ともによい時間を過ごしたと振り返る」
終了後も、すぐにはベッドサイドを離れず、「よい時間を互いが過ごした」ことを確認する時間を1分設けた。

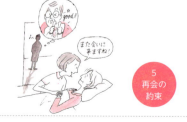

5 再会の約束

「未来の楽しみを分かち合う」
ベッドサイドを離れるときには、再会の約束をして別れた。

この一連の流れを一貫した「シークエンス」として、すべてのベッドサイドケア（検温・保清・配膳・トイレ介助など、看護師が患者を対象に行うことすべて）において実施した。

[図1] ユマニチュードの〈5つのステップ〉を用いた「経口摂取回復」のアプローチ

数日前よりウイルス性腸炎を発症し、脱水が著明なために入院となった。便が頻回のためにおむつを装着し、補液を開始した。入院日の夜に看護師から「不穏状態である」と報告があり、補液のライン確保のために、やむなく上肢の抑制を行った。入院時に口腔内の潰瘍が指摘されていたが、翌日の回診時に口を開けてほしいと頼んでも、頑として口を開けてくれなかった。

経過：入院時の夜間の様子は、明らかに自宅での様子と異なるものであった。主治医は、せん妄の評価指標 Confusion Assessment Method（CAM）を用いて、昨晩の状況を「せん妄」と診断した。

　看護師からは鎮静薬の処方の要望があったが、主治医はまずはせん妄の誘因（今回の症例では脱水および腸炎）の治療を行い、向精神薬の処方は行わずに経過を観察することとした。さらに、主治医はせん妄の非薬物学的な対症療法として、米国で20年あまりの実績をもつ、コミュニケーション介入プログラム Hospital Elder Life Program（HELP）[*2]における中核的活動である「ベッドサイドへの訪問」を1日2回実施した。

　この訪問に際しては、『ユマニチュード入門』[*3]のマルチモーダル・コミュニケーション法を参考にした。訪室から辞去までを〈5つのステップ〉に分割して行うことを心がけ、さらに「こんなに近づいて大丈夫か？」と思うくらいに近づいて、自分の目が相手の目と同じ高さになるよう正面に位置を確保し、アイコンタクトをとりながら「お元気そうですね。調子はどうかなと思って立ち寄りました」と声をかけた。相手からの「あー」という返答に「こんなにしっかり声が出るくらいお元気になられて、僕もうれしいです」と答えながら、相手の右肩に自分の左手をのせて「よく声が出ますね。お口の中を、ちょっと見せてください」と言ってみたところ、本人が大きく口を開けてくれた。

　主治医は、受け持ち看護師にも自分と同様のコミュニケーションをとってくれるよう依頼し、家族にも見舞いに来てベッドサイドで過ごしてくれるように頼んだ。せん妄は徐々に軽快し、向精神薬は不要のまま腸炎の治癒とともに自宅への退院となった。

ポイント：コミュニケーションは、医師にとっても診療を確実に行うためのツールです。「せん妄」はその誘因と素因を考え、治療可能な原因（treatable cause）の治療を行いながら、コミュニケーション介入を実施することで、予防・改善を図ることができます。

「不穏」を「せん妄」と診断し適切に介入

　Case2において特筆すべきは、入院直後に発生した「不穏」な状態を、主治医が「せん妄」と診断し適切な介入を行ったことです。せん妄は、認知症や生活機能低下、高齢などの基礎状態（素因）に、感染や脱水、手術、薬剤、身体抑制などの誘因が重なることで発生することが知られています[*8]。

向精神薬の前にコミュニケーションを処方して

　せん妄は予後への影響が大きいことから、その早期診断と対応が臨床医に求められます。具体的には、まずこの誘因の除去を行います。

　せん妄の診断は、本Caseでも利用されたCAMが広く使われていますが[*9]、より簡便なアルゴリズムを用いる3D-CAMが近年発表されました[*10]。❶急性発症または変動する経過、❷注意力の欠如、❸無秩序な思考、❹意識レベルの変化、をそれぞれ評価する、3D-CAMのせん妄診断アルゴリズムを［図2］に示します。

　一方、ベッドサイドでのコミュニケーション介入が、せん妄の予防・改善に役立つことも立証されてきました。HELP[*2]は、ボランティアを組織してベッドサイドに毎日定期的に派遣し、コミュニケーションを主体とした介入を行うプログラムです。本Caseでは、このプログラムの中核的活動である「ベッドサイドへの訪問」を、ボランティアの代わりに医療者と家族が行い、ユマニチュードの技術を用いたコミュニケーションを実施しました。

治療的介入としてのコミュニケーション

　コミュニケーション介入は、単にベッドサイドに立って話しかけるだけでは成立しません。相手に自分を認識してもらい、自分を好ましい人物であると感じてもらえなければ、双方向のコミュニケーションは成り立たず、すなわち良好な関係性を確立させることはできません。

　本Caseでは、主治医は患者の口腔内を診察したかったわけですが、これも良好な関係性の確立なくしては実現できません。対人援助を実践するには、自分が相手を尊重していることを伝え、さらに相手にそれが理解されることが必須です。そのため医療者には、言語もしくは非言語によるメッセージを的確に表出する技術が求められるのです[*3]。

　なお、これには、必ずしも長時間にわたるコミュニケーションをとる必要はありません。本Caseでのベッドサイドへの医療者の訪問時間は、3分程度で十分でした。

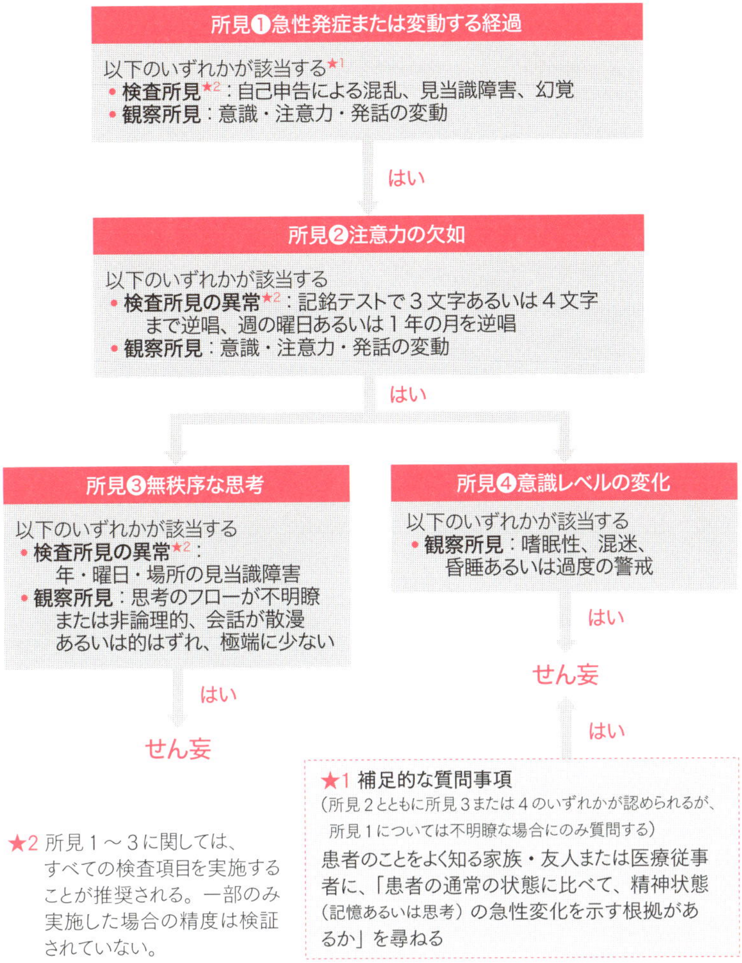

```
┌─────────────────────────────────┐
│ 所見❶ 急性発症または変動する経過 │
└─────────────────────────────────┘
以下のいずれかが該当する★1
• 検査所見★2：自己申告による混乱、見当識障害、幻覚
• 観察所見：意識・注意力・発話の変動

                    ↓ はい

┌─────────────────────────────────┐
│        所見❷ 注意力の欠如        │
└─────────────────────────────────┘
以下のいずれかが該当する
• 検査所見の異常★2：記銘テストで3文字あるいは4文字
  まで逆唱、週の曜日あるいは1年の月を逆唱
• 観察所見：意識・注意力・発話の変動

                    ↓ はい
```

所見❸ 無秩序な思考	所見❹ 意識レベルの変化
以下のいずれかが該当する • 検査所見の異常★2： 　年・曜日・場所の見当識障害 • 観察所見：思考のフローが不明瞭 　または非論理的、会話が散漫 　あるいは的はずれ、極端に少ない	以下のいずれかが該当する • 観察所見：嗜眠性、混迷、 　昏睡あるいは過度の警戒
↓ はい **せん妄**	↓ はい **せん妄**

★1 補足的な質問事項
（所見2とともに所見3または4のいずれかが認められるが、所見1については不明瞭な場合にのみ質問する）
患者のことをよく知る家族・友人または医療従事者に、「患者の通常の状態に比べて、精神状態（記憶あるいは思考）の急性変化を示す根拠があるか」を尋ねる

★2 所見1〜3に関しては、すべての検査項目を実施することが推奨される。一部のみ実施した場合の精度は検証されていない。

[図2]　せん妄診断のアルゴリズム（3D-CAM）

コミュニケーションとしての距離

　また、患者との"適切な距離"は、患者が決めるということも重要な点です。認知機能が正常な場合には、だいたい腕を伸ばした程度（約70cm）よりも近づくと、いわゆる「パーソナルスペース」に侵入するため、無意識に相手はのけぞります。しかし認知の機能が低下すると、このパーソナルスペースは徐々に狭まり、20cm程度まで近づいてものけぞることはなく、逆に相手がより近づいてくることをよく経験します。すなわち医療者は、患者が自覚して

いるパーソナルスペースに応じて、「相手がのけぞらない距離」まで近づく必要があるのです。「あなたがここにいると、私は認識していますよ」と伝えるために、適切な距離に自分を位置させることも、コミュニケーションの重要な技術です。

　自分がもっている知識と技能、そして治療を患者に受け取ってもらうためには、<u>従前のやり方ではうまくいかない事実に、超高齢社会を迎えた日本の臨床現場は直面しています。</u>

　しかし、本稿で示したような「コミュニケーション技術」を身につけ実施できれば、われわれが届けたい医療を相手に受け取ってもらえる可能性は高まります。すなわち、コミュニケーションは医師の"武器"となるのです。

『訪問看護と介護』2015年4月号掲載

文献

*1　Covinsky K, et al：Hospitalization-associated disability；"She was probably able to ambulate,but I'm not sure". JAMA 306（16）：1782-1793,2011. PMID 22028354
*2　Inouye SK, et al：A multicomponent intervention to prevent delirium in hospitalized older patients.N Engl J Med 340（9）：669-676, 1999. PMID 10053175
*3　イヴ・ジネスト，他：ユマニチュード入門，医学書院，2014．
*4　イヴ・ジネスト，ロゼット・マレスコッティ：ユマニチュードという革命──なぜ、このケアで認知症高齢者と心が通うのか，誠文堂新光社，2016．
*5　Honda M, Tierney L Jr, et al：Reduction of behavioral psychological symptoms of dementia by multimodal comprehensive care for vulnerable geriatric patients in an acute care hospital；a case series. Case Rep Med. doi:10.1155/2016/4813196, 2016. PMID 27069478
*6　Freedman P, et al：Food；The History of Taste. University of California Press, 2007.
*7　Fox R：Food and eating；an anthropological perspective. Social Issues Research Centre.
http://www.sirc.org/publik/food_and_eating_0.html（2017年4月10日現在）
*8　Inouye SK, et al：Delirium in elderly people. Lancet 383（9920）：911-922, 2014. PMID 23992774
*9　Inouye SK, et al：Clarifying confusion；the confusion assessment method. A new method for detection of delirium. Ann Intern Med 113（12）:941-948, 1990. PMID 2240918
*10　Marcantonio ER, Inouye SK, et al：3D-CAM；derivation and validation of a 3-minute diagnostic interview for CAM-defined delirium；a cross-sectional diagnostic test study. Ann Intern Med161（8）：554-561, 2014. PMID 25329203

[リハビリテーション医学]

「関係性障害の改善」と「立つこと」で回復する

山口晴保
認知症介護研究・研修東京センター・センター長

認知症介護研究・研修東京センター・センター長の山口晴保先生は、イヴ・ジネスト先生と大変親しく、山口先生がご主催になる研究会や、現在センター長をお務めになっている認知症介護研究・研修センターにお招きくださっています。

ユマニチュードは相手とよい関係を結ぶための哲学と技術から構成されるケアの技法です。今回は山口先生に、認知症が他者とかかわるための機能「社会脳」が障害されているという観点から、ユマニチュードがなぜ社会脳の障害に有効なのかについて論考をいただきました［本田］。

　　BPSD（行動・心理症状）の多くは、他者との「関係性」のなかで生じます。認知症が、他者とかかわるための機能—社会脳—を障害するからです。すなわち認知症は、「関係性の病」ともいえます。「社会脳」の理解は、認知症ケアにおいて最も重要な点です。

　ユマニチュードの定義の1つに、「ケアを行う人がケアの対象者に『あなたのことを、私は大切に思っています』というメッセージを常に発信する——つまり、その人の「人間らしさ」を尊重し続ける状況」とあります[*1]。「人間らしさ」とは、人と人との関係性（人間＝人と人の間）のもとにあります。すなわちユマニチュードは、認知症による社会脳の障害に抗して、「互いに他者から尊重される関係性」を取り戻そうとする技法といえます。

　そこで本稿では、「社会脳」への理解を深め、なぜユマニチュードの技術が「関係性の病」としての認知症に有効なのかを考えてみます。

「社会脳」とは

　人とは何か——。ユマニチュードでなくても、誰もが一度は問うたことがあるでしょう。その特性として、まず「他者との関係性」のなかで生きる動物であることが挙げられます。

人間ならではの「関係性の認知機能」

人間とサルは、「家族」という他者との関係性だけでなく、「社会（群れ）」という大きな集団のなかでの関係性をもっています。この集団のなかで絆（関係性）をつくり、うまく生き抜くために必要な認知機能が「社会的認知＝社会脳」です。

つまり、社会脳とは「他者とうまくやっていく（時には他者を出し抜く）ための認知機能」で、❶視線や表情、ジェスチャーなどから他者の感情や行動意図を読みとり、❷その情報をもとに、社会のルールに従って適切にふるまうのに必要なものです。人間は、他者とかかわるために、「社会脳」という認知機能を発展させてきました。

社会脳が壊れると……

社会脳が壊れると、次の症状が出現します。

❶ 他者の気持ちに気づかず、気づいても共感・同情できず、他者の痛みがわからない（わが道を行く）。

❷ 自分の感情や行動を抑えられない（脱抑制）。

❸ 相手の行動意図を読み取って行動すること（駆け引き）ができない。協調性がない。

❹ 社会のルールを守って仲よくすることができない（反社会的行動）。

❺ 自分の行動を客観的に評価したり、反省することができない（病識低下）。

これらは、まさに行動型前頭側頭型認知症（前頭葉が萎縮するタイプ）の症状です。程度の差こそあれ、ほかの認知症でも出現します。

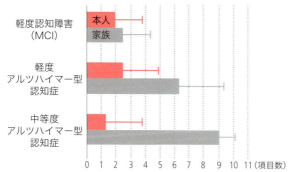

[図1] SED-11Q（認知症初期症状11項目質問票）が示す「病識低下」
※「SED-11Q」は山口晴保研究室ホームページよりダウンロードできる
▶ http://www.orahoo.com/yamaguchi-h/

「社会脳の障害(認知症)」と「関係性」

このように認知症では、社会脳の機能が低下することで、本人と他者との「関係性の障害」をもたらします。

社会脳の障害を理解してかかわれば「関係性」は壊れない

筆者は、11項目の認知症初期症状質問票(SED-11Q)を、本人と家族に同時にチェックしてもらうことで、認知症の「病識低下」を明らかにしました[図1][*2]。

軽度アルツハイマー型認知症では、「家族」は6～7項目の症状にチェックしますが、「本人」は2～3項目しかチェックしません。中等度まで進行するとできないことが増え、家族は9項目をチェックしますが、逆に本人のチェック(自覚)は1～2項目に減ります。このように病識はますます低下しているのに、家族が「しっかりして」などと叱責するため、「関係性」を壊してしまうのです。裏を返せば、家族が本人の病識低下を理解したかかわり方をすれば、互いに穏やかに過ごせる。つまり、「関係性」を壊さずに済み、BPSDも予防できます。これが、認知症を「関係性の病」とする所以です。

社会脳のマイナス面

人間が社会脳を発展させてきた背景には、「言語」を獲得したことがあります。言語を使って「思考」できるのは人間に限られます。

しかし、言葉を使って「他人をだます」こともできるようになりました。動物の場合、仲間に危険を知らせるなど、一定の鳴き声は必ず一定の意味をもちます[*3]。しかし人間の場合、「オオカミが来た!」と嘘を言うこともできるのです。他人をだますには、他人の心中や行動を読みとり、それをあざむく高度な社会脳機能が必要になります。

このように社会脳は、他者との良好な関係性を保つだけでなく、他者との駆け引きにも使われるのです。

社会脳の障害(認知症)にはプラス面も

ところが認知症になると、この社会脳機能が低下するので、他人をだますことができなくなります。皮肉も通じません。健常者に「きれいですね」と言うと訝しがられることがあっても、認知症の人に「きれいですね」と声をかければ100%喜んでくれます。

筆者ら[*4]は、認知症の人に「比喩」や「皮肉」の理解を尋ねる研究を行いました。たとえば、警察官が「しばらく犯人を泳がせておこう」と言ったときの意図を尋ねると、認知

症の人は「プールで泳がせる」という選択肢を選びます。認知症の人は、その進行とともに素直になり、嘘がつけなくなるのです。

「関係性」を回復するユマニチュード

ではユマニチュードは、認知症による「関係性の障害」に、どのようにはたらきかけるのでしょうか？

「見つめ合う」ことで回復するもの

ユマニチュードの4つの柱[*1]である〈見る〉は、「外の風景を見る」の見る（look）ではなく注視する（gaze）、すなわち「見つめる」という意味です。見つめて話しかけることで、相手の注意と視線をこちらに向けさせ、「見つめ合う」状態（〈アイコンタクト〉、p68）を引き出すことに意義があります。

相手の視線を読むことは、社会脳に基づく「人間らしい」機能です。というのは、ほかの動物は、白目（結膜）が隠れているので、どこを見ているのか視線をつかみにくいのですが[図2]、人間は眼裂が横に広がっていて白目がよく見えるので、相手がどこを見ているのか遠くからでもわかるのです。

「目は口ほどにものを言う」というように、視線は対人コミュニケーションにおいて重要な役割を担っています。視線が合うこと（アイコンタクト）で相手の気持ちがわかり、安心が生まれ、絆が深まる。このようにユマニチュードは、社会脳にはたらきかけることで「関係性」を回復させているのです。

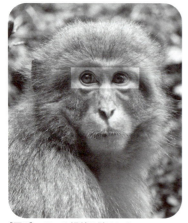

[図2] サルの視線は読みにくい

「ほめる」「感謝する」ことで回復するもの

前述のように、認知症の人への言葉かけは、ストレートに伝わりやすくなっています。ですから、相手を褒めるポジティブな言葉かけは、それだけでも「関係性」を回復することにつながります。ユマニチュードの柱である〈話す〉の効果の1つです。

筆者は、「脳活性化リハビリテーション5原則」を提唱しています[*5]。❶楽しく（快）、❷コミュニケーションし、❸認知症の人が役割

を演じ（生きがいが生まれ、尊厳が守られる）、❹ほめ合い、❺失敗を防ぐように支援する、です。なかでも「褒め合い」は、生活意欲を高めるのに大きな効果をもちます。しかし、介護する家族に「本人を褒めてください」とお願いすると、「どうして、私が褒めなければいけないの（冗談じゃない！）。それに、褒めることなど1つもない」とおっしゃいます。そこで、「あなたがいるだけでうれしい」と本人に伝えてください、とお願いします。褒めるのは難しくても、感謝はできる。この「その人の存在自体に感謝すること」は、尊厳保持と生きる意欲の向上につながります。

「ケアする側」の脳にも有効

「あなたを大切に思っています」というメッセージは、「関係性」を回復するだけでなく尊厳を守り、生活意欲を高めるのにも大きな効果をもちます。ユマニチュードは、〈見る〉〈話す〉〈触れる〉という技術を通して、「あなたは大切な存在である」というメッセージを相手が理解できる形で伝えます。つまり、本人に「自分は尊重されている」と感じてもらうことを目標にしています。相手を大切に思う心こそ、ユマニチュードの理念です。

さらに、誰かを褒めたり感謝すると、その相手だけでなく、褒めた人の脳でも報酬系がはたらき（ドーパミン放出）、喜びがあふれ、意欲が高まります。褒めたり感謝することは、両者の脳に有効にはたらくのです。笑顔で褒め合う関係、そこから生まれる絆（愛情）は、「脳活性化リハビリテーション」とユマニチュードがともに目指すところです。

「立つ」ことで回復するもの

「関係性」というテーマからは逸脱しますが、ユマニチュードが重視する〈立つ〉ことについても触れておきます。

チンパンジーは下肢より上肢が長く、ときどき手をついて歩きますが、ヒトは「直立二足歩行」が基本です。このため、「転倒」のリスクを背負うことにもなりました。施設内で認知症の人が転べば、すべて「転倒事故」といわれます。そのため、「安全ベルト」という拘束具で車椅子に縛りつけている施設を見かけます。しかし、立って歩くことは、日本国憲法でも保障された人間の基本的人権の1つです。これを、「安全」という名目で奪ってしまっているのが日本の現状です。

ヒトが進化の過程で直立二足歩行を選択した以上、「転倒」は必然のものです。デンマークの介護施設では、自分の意思で立ち上がって転倒したのなら"事故"ではない、よって管理責任を追及されないという考え方をしています。私もそうだと思います。直立二足歩行する（そして時に転倒する）のは、ヒトの原点です（もちろん、転倒しないに越したことはありません）。

ユマニチュードによる立位援助では、足の圧受容器にしっかり体重がかかるよう、「身体を引っ張り上げてはいけない」とされています。前のめりになるよう体重をかければ、反射的に下肢の伸筋に力が入り、下肢を突っ張って立ち上がりやすくなるからです。このように、人体の生理学的メカニズムに基づいた援助技術がユマニチュードです。

◆

　心理学に「互恵性の法則」というものがあります。人間は、他者から親切を受けると恩返しをしたくなるのです。認知症の人が一方的にケアを受けるのではなく、時には介護者の役に立つことは、自尊心を高めるでしょう。役割や他者からの感謝は、人間が人間として生きていく糧になるものです。

　ユマニチュードは、一方的に与えるケアではなく、互いに1人の人間として尊重し合い、互いに役に立つ関係性—愛という絆—を築くケアです。ユマニチュードが普及するには、現場の専門職が立場を越えて平等にコミュニケートし合い、褒め合い……という、ここにも「ユマニチュードの精神」が必要でしょう。

『訪問看護と介護』2015年4月号掲載

文献

[*1] 本田美和子, イヴ・ジネスト, ロゼット・マレスコッティ：ユマニチュード入門, 医学書院, 2014.
[*2] Maki Y, Yamaguchi T, Yamaguchi H：Evaluation of anosognosia in Alzheimer's disease using the Symptoms of Early Dementia—11 Questionnaire（SED—11Q）, Dement Geriatr Cogn Dis Extra 3 (1)：351-359, 2013.
[*3] 岡ノ谷一夫, 石森愛彦：言葉はなぜ生まれたのか, 文藝春秋, 2010.
[*4] Maki Y, Yamaguchi T, Koeda T, Yamaguchi H：Communicative competence in Alzheimer's disease：metaphor and sarcasm comprehension, Am J Alzheimers Dis Other Demen 28 (1)：69-74, 2013.
[*5] 山口晴保：認知症の本質を知り, リハビリテーションに活かす, MB Med Reha 164：1-7, 2013.

[精神医学]

日本の「認知症精神科医療」と
ユマニチュード

上野秀樹

精神科医、海上寮療養所、千葉大学医学部附属病院地域医療連携部特任准教授、
内閣府障害者政策委員会委員

上野秀樹先生は精神科の臨床医としてご活躍になるほか、認知症をおもちの方々のケアをしている専門職や家族を対象とした「認知症見立て塾」プログラムをご開発になりました。これは認知症の方のご家族や介護従事者の方々が、認知症の知識、対応の仕方などを理解していくためのプログラムで、

① 認知症の状態の評価
② 改善可能な部分の評価
③ 認知症原因疾患の見立て
④ 医学モデルと社会モデル

上記4つからなる、とてもわかりやすい内容です。
　見立ての後で「では、どうすればよいかを考えるとき、ユマニチュードが具体的に役に立つ」と上野先生はお考えで、今回は精神医学の観点からユマニチュードについてご寄稿くださいました[本田]。

「コミュニケーション障害」としての認知症を支援する

　認知症は、「いったん正常に発達した知的機能が持続的に低下し、複数の認知機能障害があるために、日常生活・社会生活に支障を来すようになった状態」と定義されます[*1]。

問題は「双方向」のコミュニケーション障害

　認知症における最も大きな問題は、認知機能低下による周囲との「コミュニケーション障害」です。これは、認知症の人が周囲の人に自分の思いや考えを適切に伝えられないという障害と、周囲の人が認知症の人に適切にメッセージを伝えられないという双方向の障害です。このために、さまざまな生活上の支障が生じてきてしまいます。

認知症の人は、周囲から理解しにくい言動をしたり、周囲の環境に適応できずに混乱してしまうことがあります。また、認知症の人は、言葉で表現するのが苦手です。BPSD（行動・心理症状）と呼ばれる精神症状は、言葉で表現するのが苦手な認知症の人の「言葉にならないメッセージ」である可能性があるのです。

支援するコミュニケーションの方向の違い

こうした認知症の人からのメッセージを読みとるためには、その人のことをとことん理解する必要があります。「センター方式[*2]」などのケアメソッドは、認知症の人から周囲の人へのコミュニケーションを支援する方法です。

これに対して「ユマニチュード」は、周囲の人からのメッセージを、認知症の人に適切かつ効果的に伝える方法です[*3]。ユマニチュードは、〈見る〉〈話す〉〈触れる〉など複数のコミュニケーション・チャンネルを効果的に利用することで、認知機能が低下してしまった人にメッセージを適切に伝えることができます。

薬物療法によらず「精神症状」を改善する

ユマニチュードは、認知症の人の支援の場面で大きな「違い」をつくり出します。

私は2012年8月に、初めてユマニチュードに出会いました。そのころの私は、精神症状のある認知症の人に「精神科医療」を訪問診療で届ける活動をしていました。多いときには、20か所以上の介護施設や精神科のない医療機関に訪問診療していました。

周囲の都合を強制するための「治療」

認知症の人は、周囲の環境に影響されることが多く、その「精神症状」には環境的要因がさまざまな程度で関与しています。精神症状の改善には、環境的なはたらきかけが必要不可欠です。しかし、内科薬も含めた「薬物療法」の調整だけで対応しようとしていた当時の私の治療では、精神症状が改善しない場合も多かったのです。

そのため、たとえば医療機関では、療養上の指示に従わない認知症の人に対して、物理的な拘束や精神科薬物療法による治療が多用されていました。介護施設においても、どうにもならない場合には、精神科薬物療法による治療を行っていたのです。

精神科薬物療法による「治療」とされていますが、実際には"周囲の都合"を強制するための鎮静目的であり、認知症の人の「支援」とは到底呼ぶことのできない方法です。いくらがんばってもどうにもならない状況に、私はとても歯がゆい思いをしていました。

人的環境に違いをもたらすことで

　ユマニチュードは、そんな私に大きな衝撃を与えました。

　病院のハードウェア環境、白い壁、モニターの音、医薬品のにおい等を変えることは、なかなかできません。普通の人でも不安で落ち着かない気分になりがちな病院環境の中で、認知症の人は容易に混乱し、場合によっては激しい精神症状を生じてしまいます。

　しかし、私が間近で見たユマニチュードは、認知症の人をとりまく"人的な環境"を温かく安心できるものに変えてしまったのです。周囲のスタッフが変わることで、認知症の人が安心して生活できるようになり、「精神症状」も改善していきました。

　ユマニチュードの実践は、スタッフにも大きな"違い"を生みます。それまで伝わらなかったスタッフのみなさんの思いが相手に伝わるようになり、仕事のやりがいが生まれてくるのです。

〈見る〉〈話す〉〈触れる〉ことで「せん妄」を予防・改善

　認知症の人の精神症状に関して、もう1つユマニチュードが果たす大きな役割は、「せん妄状態」の予防・改善です。

　せん妄状態は、軽度から中等度の「意識障害」をベースに、不安、焦燥感、幻覚や妄想、精神運動興奮などのさまざまな「精神症状」を呈する状態です。脳の機能が低下している認知症の人は、ちょっとしたことで意識レベルの低下を来すことが多く、せん妄状態を合併することが多いのです。

　せん妄状態の予防と治療は、「意識レベルを改善すること」です。ユマニチュードの〈見る〉〈話す〉〈触れる〉ことによる刺激で、意識レベルは改善されます。

〈立つ〉ことで「知的機能」を再賦活化

　さらにもう1つの柱、〈立つ〉こともとても有効です。

　ピアジェの認知発達理論によれば、人間の認知機能の発達は、❶感覚—運動期（0～2歳）、❷前操作期（2～6歳）、❸具体的操作期（6～11歳）、❹形式的操作期（11歳～成人）に分けることができます。人間の「知的機能」を木の幹に喩えると、幹の中心には感覚—運動期に身体的運動を通じて獲得した知的機能があり、その周囲をその後に獲得した人間に固有の知能が年輪のように取り囲んでいる形になります。

　認知症の人は、この知的機能が全般的に低下してしまっている状態です。知的機能が完全に失われていないかぎり、「身体的運動」をすることにより、感覚—運動期に獲得した知的機能を再賦活化でき、信じられないような奇跡（まったく話せなかった人が、少し歩いたことで、

話ができるようになる等）を生じることになります。

このようにユマニチュードは、意識レベルや精神症状の改善にも大きな効果が期待できるのです。

認知症の人が生きいきと暮らせる社会を実現する

人口の高齢化が進む日本では、認知症の人が増えています。認知症は、ご本人の要因としての「認知機能障害」の存在と、そうした認知機能障害をもつ人がある社会の中で生活上の困難を感じているという「生活障害」の存在の2つの要因で定義されています。

残念ながら現在の医学では、ご本人の要因である認知機能障害を完全に予防したり治療することはできません。私たちにできるのは、たとえ認知機能が低下したとしても、日常生活・社会生活上の支障を感じないような社会をつくることです。

私たち人類の歴史は、暮らしやすい社会を求めての試行錯誤の歴史です。とくに衛生環境などの改善により、私たちは高齢になっても生きることができるようになりました。「高齢化」が、認知症の最も大きな危険因子です。人口の高齢化に伴う避けられない問題として、認知症の問題が出てくることになりました。こうして私たちは、「認知症の人が暮らしやすい社会」をつくるという課題を突きつけられているのです。

ユマニチュードは、〈見る〉〈話す〉〈触れる〉という3つの柱によって、認知症の人のコミュニケーションを支援します。また〈立つ〉というもう1つの柱によって、私たち人間の感覚運動知能を刺激し、意識レベルと認知機能の改善をもたらすと同時に、「人間としての誇り」を取り戻すことをも手助けします。周囲の人も、認知症の人とコミュニケーションできるようになることで、人間的な触れ合いから満足を感じられるようになります。

ユマニチュードは、認知症の人が生きいきと暮らせる社会の実現のために大きな力となるケアメソッドなのです。

ユマニチュードの基本となる〈4つの柱〉

❶ 見つめること
❷ 話しかけること
❸ 触れること
❹ 立つこと

「認知症国家戦略」の中で

　多くの国の認知症国家戦略の中で、「認知症の人に抗精神病薬が処方される機会・量を減らすこと」が目標の1つに設定されています。鎮静目的で認知症の人に処方される抗精神病薬が、「その社会が認知症の人にどの程度やさしいか」の目安になるのです。

　ユマニチュードの普及により、認知症の人に処方される精神科薬とともに、認知症の人への「精神科医療」の必要性を大幅に減らすことができると考えています。

『訪問看護と介護』2015年4月号掲載

文献
*1　日本神経学会（監）：認知症疾患治療ガイドライン2010，医学書院，2010．
*2　認知症介護研修東京センター，他（編）：認知症の人のためのケアマネジメント——センター方式の使い方・活かし方 三訂版，認知症介護研修東京センター，2011．
*3　本田美和子，イヴ・ジネスト，ロゼット・マレスコッティ：ユマニチュード入門，医学書院，2014．

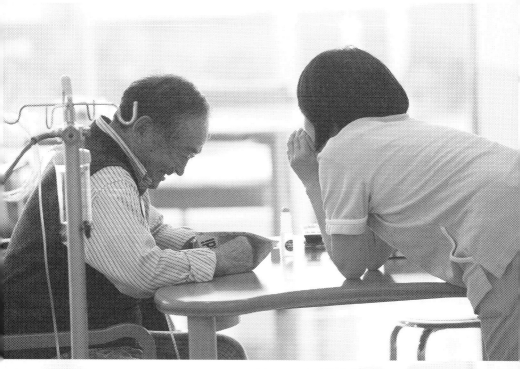
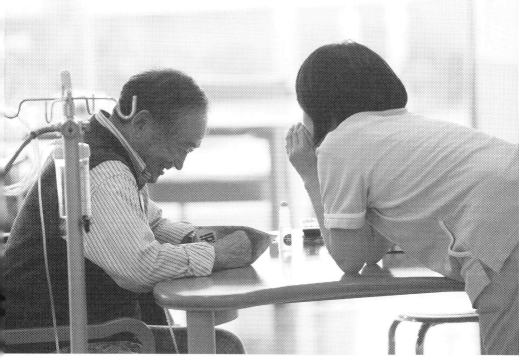

[情報学]

「達人の技」の細部を分析
ユマニチュードの"見える化"

竹林洋一
静岡大学創造科学技術大学院特任教授／みんなの認知症情報学会理事長
工学博士・人工知能学認知症情報学

竹林洋一先生が「ユマニチュードがなぜ有効なのか、その理由は情報学で説明できる」とジネスト先生に声をかけてくださったことがきっかけで、日本でのユマニチュードに関する情報学の研究が始まりました。ユマニチュードのケアの要素を情報学的に記述することで、うまくいっているケアとそうでないケアの何が違うのかを分析する研究は、誰もが学んで実践し、それを客観的に評価できるユマニチュードの教育システム開発に役立っています［本田］。

2013年の夏、千葉県の施設でイヴ・ジネスト氏と本田美和子医師にお会いし、ユマニチュードのケア現場を見学する機会を得ました。そのころ筆者は、親族の介護で試行錯誤を繰り返していたので、ユマニチュードの有効性を実感し、「人間愛の哲学」と「多彩な技」に魅せられました。そして、静岡大学の認知症情報学プロジェクト[1, 2]の中心テーマとして、本田医師のチームとの「ユマニチュードの評価」の共同研究が始まりました[3]。以来、ユマニチュードについていろいろな発見をしながら、その奥の深さを学び続けています。

ユマニチュードの認知度が上がり、賛同者は増え続けていますが、「ユマニチュードって、以前からある技法と同じでは？」、あるいは「達人のイヴさんだからできるのでは？」といった、有効性を認めつつも批判的な見方も一部にあります。一方、「ホントに効果があるの？　科学的とは言えないのでは？」というように懐疑的な人もいるようです。

そこで本稿では、情報学の観点から、ユマニチュードのケア技術と習熟度の"見える化"について述べ、「ユマニチュードは何が違うか」を考察します。

"見える化"の意義と方法

認知症ケアには、ユマニチュード以外にもさまざまな技法があり、国内外に"達人"が数多くいると思われます。たしかにユマニチュードは、他のケア技法と同じ点も多く見受けられ

ますが、ほかにはない特徴をもっています。

150超の実践技術と質管理

　それは、「人とは何か」という哲学に基づく150を超える「実践技術」から構成されている点です。なかでも、〈見る〉〈話す〉〈触れる〉〈立つ〉という4つの柱（p52）と、❶出会いの準備、❷ケアの準備、❸知覚の連結、❹感情の固定、❺再会の約束という〈心をつかむ5つのステップ〉（p66）はわかりやすく、伝達しやすい点も特徴です。ユマニチュードには研修制度があり、フランスでは400を超える施設で導入されているという実績も特筆に値します。

"見える化"は技術習得も促す

　さらにユマニチュードは、「技術の質」を重視しており、基本技術をしっかり習得するだけでも3年程度は必要といわれています。

　習得中の人にとって、技術が正しく身についているかどうかを、自分自身で的確に把握するのは容易ではありません。そこで筆者は「情報学」（コンピュータを活用して価値を創造し社会貢献する）の立場から、❶ケア技術の質を客観的に評価するとともに、❷習得の効率を上げることで、ユマニチュードのケアの質向上と普及に貢献しようと考えました。

いかに"見える化"するか

　そこで、静岡大学のチームは、ジネスト氏と本田医師、ユマニチュードの認定資格をもったインストラクターの指導を受け、東京医療センターと郡山市医療介護病院の協力を得て（p88）、ケア映像を多面的に可視化できるマルチモーダル評価ツールを試作しました［図1］。

　ケア現場で撮影した映像と、〈見る〉〈話す〉〈触れる〉などのケアの柱情報を時間的に同期させながら、ケアする側の情報とケアされる側の情報を表示します。そして、インストラクターが「ユマニチュード視点」からの改善点やアドバイス等を入力できる機能をつけ、ケア・スキルの習得状況を分析・評価できるようにしました。今後、この評価ツールを発展させながら、実証評価研究を進める予定です。

技術の詳細を明示し"しているつもり"を防ぐ

　ユマニチュードの技術は奥が深く、言葉や映像だけでは表現できません。たとえば〈見る〉技術を評価するためには、認知症の人を見ている（つもり）だけでは不十分であり、「誰」の

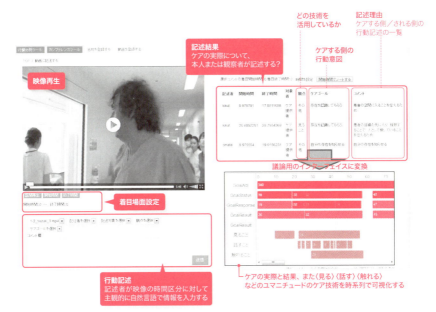

[図1] ユマニチュードのマルチモーダル評価ツール

「どこを」「どこから」「どのように」「見つめているか」など、さらに詳細に表現することが必須です。

特に「どこから」の表現項目は、認知症の人の「正面から」（水平方向の位置）、「水平の高さで」（垂直方向の位置）で、「近くから」（距離）見つめることが望ましいので、認知症の人の視線を基準に「距離」「水平方向の位置」「垂直方向の位置」が表現できるよう、評価ツールを設計しました。

"見える化"されたユマニチュードの技術

[図2]（次ページ）は、郡山市医療介護病院における、マルチモーダル評価ツールを活用しての実証評価実験結果の一例です。ユマニチュード初学者の経験豊富な看護師が「口腔ケア」を実施している最中の〈見る〉技術について情報学的評価（intra-modal look）を行いました。参考までに、服薬ケア中のインストラクターと比較しています。

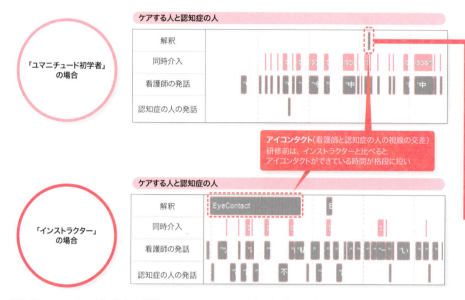

[図2] ユマニチュード初学者の看護師とインストラクターの〈見る〉技術の情報学的評価

ただの"見る"とは違うユマニチュードの〈見る〉

「口腔ケア」は日常的なケアですが、つい口の中ばかりを見てしまいがちで、いかに本人の目を見たり表情に気を配りながら行うのか、実は難しい行為です。しかしインストラクターは、目が合っている時間が長いことがわかります。

まず最初に〈アイコンタクト〉をしっかりとって絆（関係性）をつくってから、ケア行為を行っていることもわかります。また「同時介入」は複数の技術を同時に行なっている時間を表わしています。〈話す〉を継続的に行う一方で、すでに絆はできているので、〈見る〉〈触れる〉は、すばやくケアを終えるために必要最低限の技術を用いていると示唆されます。このように〈見る〉だけの情報学的評価でも、基本技術ができているかを評価できます。

この評価ツールでは、双方向でコミュニケートし、認知症の人との「〈アイコンタクト〉がとれている」ことと、「認知症の人も目を開けて見た」ことも具体的に記述されます。「看護師が（一方的に）見ているか」だけでなく、「認知症の人も見ているか」を考慮して初めて、習熟度を評価できるのです。

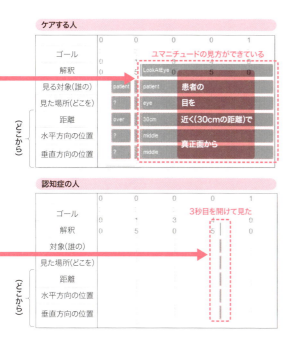

研修後は見る時間が20倍超に！

　別の看護師（初学者）の〈見る〉技術について、ユマニチュード研修（約5日間）を受ける前後で比較したところ、ユマニチュード的な〈関係性〉を築いた「〈アイコンタクト〉（視線の交差）」の時間が、13秒から301秒に、割合は19.5倍に増加しています。自分自身でユマニチュードの習得状況を客観的に把握できるだけでなく、管理者もユマニチュードの技術の習得状況と高齢者の状況を多面的に把握でき、ケアの効果の数値化が可能となりました。

　ジネスト氏によると、「映像ベースの評価システムで、ユマニチュードの効果を示した初めての例」とのことでした。このような情報学的なアプローチにより、「常識」「当たり前」、あるいは検証が難しいとされてきた「達人の技」の細部が分析可能となり、評価ツールを高度化することで、ユマニチュードの技術と効果の"見える化"を促進できます。

〈見る〉〈話す〉〈触れる〉の同時介入

　ユマニチュードは、〈見る〉〈話す〉〈触れる〉や知覚・感情・言語など、複数の感覚器（センサー）や様式（モダリティ）を同時に使って介入するのが特徴です。情報学では、

これを「マルチモーダル」と呼びます。なかでも筆者が専門とする「ヒューマンインタフェース（Human Interface）」は、ユマニチュード（Humanitude）と人間尊重という思想（哲学）も単語も似ているので、これまでの「マルチモーダル音声対話システム」や「マルチモーダル幼児行動コーパス」の研究経験が、「マルチモーダル介入技術」の評価に役立つという着想を得ました[*4]。

当たり前にはできない〈つなぎの技術〉

[図3]は、開発中の評価ツールを用いて、[図2]と同じ看護師（上段）とインストラクター（下段）の、口腔ケア映像における〈見る〉〈話す〉〈触れる〉のマルチモーダル介入を比較した結果です。前半は両者ともに、すべてのモダリティ（見る・話す・触れる）で的確にコミュニケートしていることがわかります。

しかし、インストラクターは、[図2]と同様、前半にしっかりアイコンタクトをとって触れ、絆をつくったあとは、継続的に話しかけながらも、視線は固定せず手ばやくケアを行っていることが示唆されます。一方、ユマニチュード初学者である看護師は、ケアの準備をしている間、すべての介入が途切れて空白になってしまっています。それに対してインストラクターは、すべての時間帯にわたって断続的に話しかけ、〈つなぎの技術〉でマルチモーダル介入をしていることが視覚的にわかります。

この「マルチモーダル介入技術」はユマニチュードの中心技術ですが、"常識的"に行われている個別ケアとは異なるものです（「しているつもり」のケア，p65）。このため、習得するのは容易ではありません。開発中の評価ツールは、マルチモーダル介入の技術習得の際に、「気づき」や「振り返り」を手助けできるので、マルチモーダル介入技術の継続的な改善に役立つと考えています。

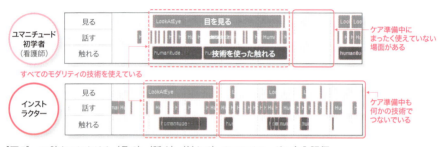

[図3] 口腔ケアにおける〈見る〉〈話す〉〈触れる〉のマルチモーダル介入評価

ユマニチュードは何が違うか

ここまでユマニチュードの技術の"見える化"について述べてきましたが、最後に「ユマニチュードは何が違うか」、筆者の考えを述べます。

「私は人間である」と認識するには

人工知能の創始者マービン・ミンスキーは、「人間には考えることについて考える（他の動物にはない）偉大な能力がある」と述べています[*5]。

ユマニチュードでは「人間には、自分が人間であると他者から認識されていることを認識する能力がある」と考え、「ケアする側は相手に対し、『あなたは人間ですよ』と積極的に伝え続けます」とジネスト氏は言います。つまり、「やさしいまなざしで、やさしく触れ、積極的に介入してコミュニケートして、自身が人間であると認識できるようにする」というのがユマニチュードの特徴であり、独創的なケア技法といえます。

「身体」からの情報が「心」を変える

脳神経学者アントニオ・ダマシオは、「身体のいろいろな感覚細胞からの情報が感情の状態を引き起こし、その情報が意思決定に影響を与える」と身体の重要性を指摘しました[*6]。

ジネスト氏はダマシオの研究への関心が高く、ユマニチュード・ケアをしているときは「皮膚の感覚受容器は、刺激を受けると神経インパルスを発生させ、このインパルスは、シナプスによってニューロンからニューロンに伝わり、脳幹の視床という部位に運ばれる。次に、視床で情報が複製され、扁桃体に送られ、少し遅れて大脳皮質に送られる」とイメージしているとのことです[*7]。

［図4］（次ページ）は、脳内での情報伝達と情報処理の流れです。安西は、「心のはたらきのほとんどすべては、脳のたくさんの部位の相互作用によって起こる」ので、「脳のこの神経部位の活動によって心のそのはたらきが起こる」という説明は間違いだと指摘しています[*8]。

脳を介して心身に波及する「快さ」

したがって、身体感覚にはたらきかける包括的マルチモーダルケア技法によって、認知症の心理や行動をも変えてしまうユマニチュードの有効性を解明するには、情報学的なアプローチが必須と考えられます。

［図5］（次ページ）は［図4］を拡張したものであり、ユマニチュードが「なぜ表情・行動を劇的に変え」、自律神経反応やホルモン分泌（オキシトシンやセロトニンなど）にまで影響を与

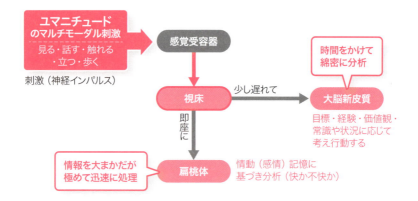

[図4] 脳に働きかけるユマニチュードのマルチモーダル刺激の効果

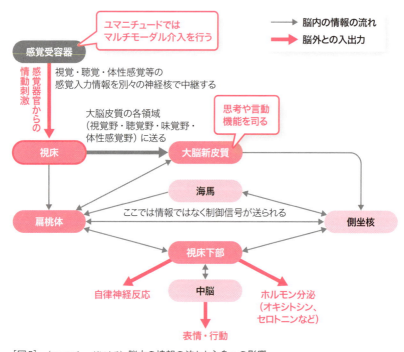

[図5] （ユマニチュードによる）脳内の情報の流れと心身への影響

えるかのイメージを、情報処理の観点から大まかに説明したものです。まだ想像の範疇ですが、ユマニチュードのマルチモーダル介入技術により、複数の感覚器からの刺激が視床を経て扁桃体に送られ、感情が「快」になった状態で複製された情報が大脳新皮質に送られて高次の処理などが行われ、脳のさまざまな部位が活性化されます。そして、視床下部を介してホルモン分泌を促し、自律神経を整え、表情や行動をポジティブにし、新たな思考や行動を誘発し、それを繰り返して、心も身体も状態を良好にすることが可能となります。

　ユマニチュードは、複数の感覚器にはたらきかけてマルチモーダル介入を積極的に行なうことが特徴であり、ジネスト氏は「人間とは何か」の哲学とダマシオのモデルを念頭に、介護の時間の"初めから終わりまで"終始、脳への刺激をイメージしてケアしているとのことです。そのようなケア技法を〈4つの柱〉と〈5つのステップ〉に分けて、誰でもが習得できるようにした意義は大きいと考えられます。

　ユマニチュードは、今後の超高齢社会のよりよいあり方をデザインするにあたり[*9]、大いにヒントを与えてくれるでしょう。今後の本格普及とエビデンスの蓄積、そして、"ユマニチュードの科学"が進展することを期待したいと思います。

『訪問看護と介護』2015年4月号掲載

文献
- [*1] 竹林洋一：認知症とともに生きる社会をつくる――情報学からのイノベーション，リクルート，2014.
http://helpmanjapan.com/article/4175
- [*2] 竹林洋一：竹林研究室ホームページ
http://www.takebay.net/research/dementia-informatics
- [*3] 竹林洋一：認知症の人の暮らしをアシストする人工知能技術，人工知能学会誌29（5）：515-523, 2014.
- [*4] 竹林洋一，桐山伸也：工学的視点からの幼児の行動観察とコーパス構築――認知・行動モデルの進化がもたらすもの，日本音響学会誌65（10）：544-549, 2009.
- [*5] M.ミンスキー（著），竹林洋一（訳）：ミンスキー博士の脳の探検――常識・感情・自己とは，共立出版，2009.
- [*6] A.ダマシオ（著），田中三彦（訳）：生存する脳――心と脳と身体の神秘，270-272，講談社，2000.
- [*7] Y.ジネスト，R.マレスコッティ（著），辻谷真一郎（訳）：Humanitude（ユマニチュード）――「老いと介護の画期的な書」，23，トライアリスト東京，2014.
- [*8] 安西祐一郎：心と脳――認知科学入門，222，岩波書店，2011.
- [*9] 高齢社会デザイン研究会ホームページ
http://sigasd.ipsj.or.jp/
（以上URLはすべて2018年12月現在）

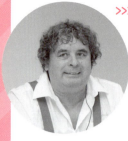

>>> イヴ・ジネスト コラム

Information から Communication へ

　情報提供すなわち inform、また information という言葉は、ラテン語の informare、informatio から派生したと言われます。"in" というのは、「入る」という意味です。情報というのは「与えるもの」。言葉からして、そうなっているのです。ひるがえって communicate、そして communication は、ラテン語の communis、communicatio を語源としますが、"com" というのは「共有する」こと、「共に在る」ことを意味しています。さらに "munis" は、「贈り物」という意味です。

　たとえば、対談というコミュニケーションのときをともに過ごして、互いに語り合い理解し合い、大切だと思うものの比重を information から communication へと移していく。これは、まさにコミュニケーションのなし得る技の1つです。

パワーを棄てて、パワーを取る

　レストランに友人と行くときには、簡単にコミュニケーションがとれます。友人とは対等な関係があり、おいしい食事をともにとるという共通の目的もあるからです。

　しかし、患者と医師のあいだには、最初から違う関係ができ上がっています。患者は「弱い病人」で「依存している」。医師は「治療者」で、それを「命令してくれる」。患者にとっては"神"のような存在です。もちろん、医師が決して神になろうとしているわけではないことは知っています。でも、機能からして、そういう大きなパワーをもっているのです。

　そうした「非対称性」を前提として、コミュニケーションを図らねばならない。これは、往々にしてうまくいきません。では、どうすれば、患者と「コミュニケーション」をとることができるのか？

　本田美和子先生が、患者さんに触れられたときの反応について話していました。思わず身を引いた自分の行動に驚き、改めてこれまでのコミュニケーションの方向性について考えた、ということでした。患者さんに触れられる—"贈り物"を受け取る—ということは、医師が医師としてのパワーを、ある意味で自ら放棄する行為なのです。

　患者-医師関係を築く最終的な目的は、患者さんとお医者さんが本当のコミュニケーションをとれるような関係性を結ぶことです。その関係性は、"自ら健康を改善していく能力"や、病を生きる患者さん自身のパワーの土台となるものだからです。

[情報学]

「五感」をも定量化できる時代へ

中澤篤志
京都大学大学院情報学研究科知能情報学専攻・准教授

ユマニチュードに関する情報学的な研究で中心的な役割を担ってくださっているのが、京都大学情報学研究科の中澤篤志先生です。
中澤先生が主任研究者として統括している現在進行中の科学技術振興機構のプロジェクトでは、「優しい介護とは何か」について、ケアをする人と受ける人のあいだに生まれるコミュニケーションを情報学的・脳科学的に解明するための研究を進めています。この研究ではケアの様子を撮影してユマニチュードの要素を分析するシステムに人工知能を導入し、より多くの方々が確実にケアを学べるための技術を開発しています［本田］。

　いわゆる「人工知能」の医療分野への進出が大きな話題となっている。
　たとえばIBM社の自然言語認識・文書意味検索エンジンWatsonは、医療文書検索に応用され、医師に最適かつ最新の治療指針を提供可能であり、一部の病院で実験的に導入が進められている。Watsonはもともと、米国のクイズ番組「Jeopardy!」に出演し、自然言語で問われた質問に対し、最も適切な回答をインターネットから検索して答えるシステムであり、これを医療分野に応用したものである。また、画像から物体を検出・認識したり、画像から正常/異常を見分ける画像認識技術は、近年の深層学習（deep neural net）技術[1]で飛躍的に精度が高まり、X線やCT、MRIなどの医用画像からの異常検出で、人と同様の検出力を示している。

---

[1] 深層学習：ディープラーニング、deep neural net。従来からあった人工知能（パターン認識）技術であるニューラルネットをより深く複雑にし、より高度な認識機能を実現した技術である。従来よりもはるかに多数のデータ（ビッグデータ）を学習可能になったため、人間と同様以上の認識性能を実現したり、概念学習などを行うことが可能になった。

1970年代からすでに期待されていた

このように医療分野への人工知能技術の導入は目覚ましいものがあるが、類似の構想は今に始まったものではない。1970年代には、すでに「エキスパートシステム」という概念が提案・実装されていた。これは、専門家の判断を多数の「if-thenルール」で記述しようとする考え方であり、たとえばプライマリ・ケアでの応用では、「もし体温が○度以上であり、それが△日以上続き、……であれば、×××である」といったルールを多数設定することで、医師の判断をシミュレーションしようとするものであった。

しかし、この「医療知識を定量化し診断を行う」というアイデアは、なぜ今まで普及しなかったのだろうか？

今までの人工知能（技術）適用の限界

エキスパートシステムの大きな問題は、患者からの情報を定量化するのが難しい、ということである。すでに機器計測が広く用いられているバイタル情報、たとえば体温・血圧・血液成分などであれば、比較的容易に定量化が可能だが、患者の主訴や表情などの定量化は難しく、システム入力時には医師の知識や経験、システムへの習熟度に大きく依存する。

また、経験ある医師であれば、状況に応じて新たな質問・検査などを行うことで新たな条件を追加し、それをシステムにも追加入力することでより正しい結果が得られる。つまり、「人工知能」とは言うものの、入力する情報については"医師の経験"に大きく依存する。当時の人工知能では医師の「五感」に相当する情報の定量化が未発達であることが、実用化に対する大きな問題点であった。

五感情報をも定量化できる技術の登場

医師の「五感」能力とは、すなわち広義の"コミュニケーションスキル"であるといえる。会話など言語に変換できる情報は音声認識などの手段はあるが、表情や視線、アイコンタクト、声のトーンなどは、従来の「情報世界に閉じたシステム」では定量化が困難である。

しかし、この問題も、近年のセンシングデバイスやセンサ情報の高度な認識技術で解かれようとしている。特に、「ウェアラブルセンサ」と呼ばれる身体にとりつける小型センサの普及や、高度な音声・画像・センサ情報認識の進歩によるものである。前者では、運動センサや一人称視点カメラ、後者では顔検出や表情認識、人の動作認識などが挙げられる。

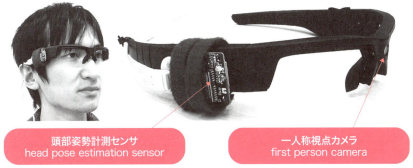

[図1] アイコンタクトを検出する一人称視点カメラ

なぜ「アイコンタクト」の定量化か

われわれのグループでは、人の「見る」技術を定量化する試みを行っている。ここでは、われわれが研究しているアイコンタクト検出技術と、その介護スキル評価への応用事例をとり上げる。

「アイコンタクト」は、コミュニケーションの最も重要な要素の1つである。自閉症スペクトラム（autism spectrum disorder：ASD）のアイコンタクトが少ないことは広く知られており、またケア技術「ユマニチュード」では認知症患者とコミュニケーションをとるための必須スキルの1つとされている[*1]。特にユマニチュードでは、「介護者が被介護者に多くのアイコンタクトを行うことで、被介護者の活性度が上がる」とされており、近年、脳にアイコンタクトを検出する特定の部位があることも明らかになったこと[*2]からも、そのコミュニケーションにおける重要性が推測できる。

頻度や距離、位置など"熟達者の妙"を量れる

このような背景から、アイコンタクトの定量化を「第三者視点映像」から行うことが試みられてきた[*3]が、解析に人手がかかることや第三者視点映像の撮影自体が計測に支障を与えることが課題であった。

これを解決するため、われわれは頭部にメガネのように装着できる「一人称視点カメラ」を用い［図1］、画像認識を用いることでアイコンタクトを検出するシステムを開発した[*4, 5]。このシステムを介護者が装着すると、介護者の視点からの映像を取得することができる。ここから、被介護者が介護者を見ている時間（フレーム数）を計測することで、介護シーンでのアイコンタクト頻度を自動的に求めることが可能である。

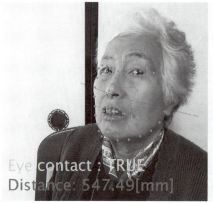 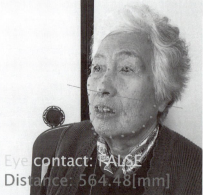

アイコンタクト　　　　　　　　　　　非アイコンタクト
[図2]　アイコンタクト検出例

われわれのシステムでは、顔検出技術と機械学習技術[*2]を組み合わせることで、介護中の顔間距離、顔同士の相対位置（角度）も求めることできる［図2］。ある介護シーンでのユマニチュード初学者／熟練者の違いを計測したところ、大きな差が明らかになった[*4]。

今後の医療コミュニケーションでの人工知能技術応用で重要なのは、「医師の五感をどのように定量化するか」ということである。これには、医療者・工学者の密接な連携が重要である。今回紹介したわれわれの研究も、東京医療センターの医療スタッフの方々、静岡大学・介護現場スタッフのご協力によるところが大きい。この場を借りて深く感謝したい。

[*2] 機械学習：マシンラーニング。人間と同様の学習能力を、機械（コンピュータ）で実現しようとする技術。近年主流である統計的機械学習では、多数のデータから自動的に規則を見出し、識別する能力を実現する。

『総合診療』2017年5月号掲載

文献
[*1] 本田美和子, イヴ・ジネスト, 他：ユマニチュード入門, 医学書院, 2014.
[*2] Sadato N, et al：Neural substrates of shared attention as social memory；a hyperscanning functional magnetic resonance imaging study.Neuroimage 125：401-412, 2016. PMID 26514295 〈人の間の視線行動の同期性を脳レベルで解明した論文〉
[*3] Ishikawa S, et al：The skill representation of a multimodal communication care method for people with dementia. JJAP Conference Proceedings011616：4, 2016. 〈第三者視点映像でユマニチュードのスキルを手動で定量化した〉
[*4] Nakazawa A, et al：Evaluation of face-to-face communication skills for people with dementia using a head-mounted system. Third International Workshop on Pattern Recognition for Healthcare Analytics, Cancum, 2016. 〈一人称視点映像から自動でユマニチュードスキルを定量化した〉
[*5] NHK（日本放送協会）：介護の中身をオープンに──ハイテク・理論が現場を変える. クローズアップ現代3764, 2016.（同年2月3日放送）

[心理学]
「魔法」の心理学的解明に向けて

吉川左紀子
京都大学 こころの未来研究センター

心理学の側面からユマニチュードに興味を寄せてくださっているのが、京都大学こころの未来研究センターの吉川左紀子先生です。ユマニチュードの「やさしさを届けるケア技術」にある心理学的要素や、またケアを行う人、受ける人の心理学的特徴について吉川先生の研究グループとの研究が進められています［本田］。

〈見る〉〈話す〉〈触れる〉を組み合わせたケア技術を身につけた、ユマニチュードの熟練者がケアをする。そのケアによって、それまで人とのかかわりを拒絶したり、生きる気力を失っていた（ように見えた）認知症の人の心が変化し、「動こう」という意欲が復活して、「立つ」「歩く」という人間らしいあり方を回復してゆく──。その様子を見た人が、「まるで魔法のよう」と表現したそうだ。「魔法ではなく、誰でも身につけることができる技術です」そう本田美和子医師は言う。しかし、ユマニチュードに初めて接し、実際にケアを受けた人の変化を目の当たりにすると、「魔法のよう」と表現したくなる気持ちもよくわかる。

緻密な技と、その組み合わせ

私はケアの専門家ではないが、心理学者として「人と人が心を通わせる技術」には強い関心がある。2016年6月以降、数回にわたって東京医療センターで研修を受け、ユマニチュードの初歩を体験した。ワークショップでケアする人や、される人の役になってみて改めて実感したのは、ユマニチュードでは〈見る〉〈話す〉〈触れる〉のそれぞれについて、非常に多くの技法が大変細やかに周到に考えられていることだった。そして、熟練のインストラクターが、ケアされる人の状態に合わせ、それらを即座につなぎ合わせて実践する巧みさにも感銘を受けた。

ユマニチュードは、誰にでもできることは確かだけれど、誰もが「すぐ」「簡単に」できる

わけではない。たとえば、相手と目を合わせることで見る側のやさしい気持ちが伝わるかどうかは、相手への近づき方や声のかけ方、そのタイミング、顔の表情など、さまざまな要素の組み合わせによって決まる。ユマニチュードの〈見る〉〈話す〉〈触れる〉は、きちんとしたトレーニングを積んで初めて身につけることができる、専門的技法である。

「魔法」の心理学的解明に向けて

「自分が高齢になってケアが必要になったら、ぜひユマニチュードを実践する介護者のいるところでケアを受けよう」。

研修を受けたあと、強く私の心に残ったのは、この思いだった。なぜ、自分はそうした願望をもったのか？　今も、その理由を考え続けている。そして、「心理学」の立場から、この問いに答えてみたいと思う。おそらく、その手がかりは、次のようなところにあるのではないだろうか。

ケアする人の視線・表情・声・しぐさのすべてが、安心や信頼を伝える持続的メッセージとして機能するようにケアが組み立てられていること。そのことによって、ケア自体が心地よいコミュニケーションの時間として経験されること。そして、それらがすべて、「自ら立ち上がって歩く」という、生きる意欲の回復につながっていることである。

心理学には、視覚・音声言語・触知覚など、それぞれの機能についての長い研究の歴史がある。しかし、科学の作法に則った基礎研究の常として、各機能の個別の研究は数多いが、それらの機能を組み合わせて快適なケアを実現する仕組みの解明につながる基礎研究は、まだこれからである。

脳科学・情報学の専門家らとともに、先端の研究手法や技術を組み合わせて、ユマニチュードの神髄に迫ることができればと考えている。

『総合診療』2017年5月号掲載

あとがき

〈さらに学びたい方へ〉

　本書では日本でのユマニチュードの取り組みについてご紹介して参りましたが、最後に研修制度について紹介します。

　フランスのユマニチュードの基本教育は、現場のケア職員を対象に講義とケア技術教育、ベッドサイド臨床指導を4日間のプログラムで行っています。また「よいケア」を実践するために施設に求められるさまざまな要素に関する意識を共有するため、看護師や看護職員だけでなく、事務職員、栄養士、清掃員、医師、管理職など、施設で働くすべての職員がそれぞれの職務に即した研修を受けています。

　この教育課程は、ジネストとマレスコッティが40年のケア教育実践の経験を通じてつくり上げたものです。フランスでは、すべての賃金労働者が職務に関連する研修を受ける機会を有する制度があるため、施設全体への研修導入に関して計画が立てやすいのですが、そのような制度をもたない日本では、管理部門の理解がなければ研修の実施は困難です。

日本では2012年夏より、国立病院機構東京医療センターの看護師を対象とした研修が始まりました。その後、個人的に学びたい専門職の方々の要請を受け、集合研修を始めました。これは現在、ユマニチュードの全体像を伝える「入門研修」と、認知症の講義や歩行介助、おむつ交換など具体的なケア技術をお教えする「実践者研修」として、いずれも2日間の日程で開催しています。
　さらにユマニチュードを導入したいと考える施設のリーダーを対象とした10日間の「施設導入準備研修」も始まりました。
　これらの研修には現在までのべ約6,000人あまりの方々にご参加いただいています。

　またユマニチュードの教育には、質の高いインストラクターの養成が不可欠です。「インストラクター養成研修」は10週間にわたり、哲学、知識、ケア技術、ベッドサイドでの実践、教育方法など多岐にわたる研修を行います。この研修の参加者は、卒業試験に合格すると正規のインストラクター資格を取得できます。ユマニチュードに関する教育は、その質を担保する観点からジネスト・マレスコッティ研究所が管理しており、インストラクターは契約に基づいて、自施設内や、外部でのユマニチュードの指導・研修を行います。現在インストラクターは教育、臨床研究などさまざまな分野で活躍しています。

　ユマニチュード導入を希望する施設には、「インストラクターが訪問して指導を行う研修」も始まっています。この研修はフランスで行われている一般的な研修と同じ形式です。フランスだけでなく日本でも、ユマニチュードの導入によって職員の離職率が著しく低下すること、入職希望者や入居希望者がとても増えたこと、また施設内での向精神薬の使用量が減少すること、などさまざまな変化が生まれています。
　しかしその変化が生まれるためには、組織全体にユマニチュードを導入し、実践することが必要です。前述のように、全ての産業において職員研修を実施することが義務化されているフランスの制度と異なり、日本では経済的、時間的な余裕がない、という現場の意見が大変強く、それをできるだけ反映させた研修システムを考えようと試行を重ねてみました。しかし7年を経て「本当にユマニチュードのケアを実践する場を作りたいと考えるのであれば、

フランスの研修制度を日本でも行うことが、最も高い効果を最速でもたらす最良の方法である」と実感しています。

　さらにユマニチュードを導入した施設から、自分たちが行っているケアの質の評価をしてほしいという要望が高まったことから、フランスでは、ユマニチュードの施設認証制度が始まりました。これはユマニチュードの5つの原則①ケアを放棄することなく、強制的なケアを行わない、②本人の唯一性とプライバシーを尊重する、③最期の日まで自分の足で立って生きることができるケアを行う、④組織が外部に対して開かれている、⑤施設が生活の場、したいことのできる場として機能している、が実現しているかどうかについて「350の評価基準」に基づき認証を進めるもので、現在、15施設が認証を受け、80を超える施設が認証の最終段階を迎えています。

　日本でも近い将来日本の状況に合わせた認証制度を作ることができればと考え、現在準備を進めています。

　　　　　　　　2019年1月　本田美和子

◆Keyword INDEX◆

ユマニチュードの〈哲学〉・〈技術（メソッド）〉におけるキーワードを、
最も詳細に解説しているページを示します。

3つのケアのレベル（段階）・・・・・・・・・・・・・・・・・・・・・・・・・・・・・・・・・・・・・ 8, 49
3分ルール ・・・ 63
4つの柱 ・・ 52
アイコンタクト ・・・ 38, 68
オートフィードバック ・・・・・・・・・・・・・・・・・・・・・・・・・・・・・・・・・・・・・・ 42
ケアする人とは ・・ 34
ケアの準備 ・・・ 10
心をつかむ5つのステップ ・・・・・・・・・・・・・・・・・・・・・・・・・・・・・・・・・・ 66
「しているつもり」のケア ・・・・・・・・・・・・・・・・・・・・・・・・・・・・・・・・・・ 65
大切なかかわりの時間 ・・・・・・・・・・・・・・・・・・・・・・・・・・・・・・・・・・・・・ 62
立つ ・・・ 57
出会いの準備 ・・ 11
話す ・・・ 55
人と人の関係性 ・・ 74
触れる ・・・ 55
マスターと黒衣 ・・ 51
見る ・・・ 54
目が合ったら2秒ルール ・・・・・・・・・・・・・・・・・・・・・・・・・・・・・・・・・・・・ 68
老人性擬似自閉症 ・・ 38